# Médecine douce

AU DIABLE VAUVERT

Nicolas Rey

# Médecine douce

Roman

## Du même auteur

MÉMOIRE COURTE, roman, 2000, Prix de Flore
TREIZE MINUTES, roman, 2003
UN DÉBUT PROMETTEUR, roman, 2003
COURIR À TRENTE ANS, roman, 2004
UN LÉGER PASSAGE À VIDE, roman, 2010, prix Ciné roman Carte Noire
L'AMOUR EST DÉCLARÉ, roman, 2012
LA BEAUTÉ DU GESTE, chroniques, 2013
Avec Emma Luchini : LA FEMME DE RIO, scénario, 2014, César du meilleur court métrage
LES ENFANTS QUI MENTENT N'IRONT PAS AU PARADIS, roman, 2016
DOS AU MUR, roman, 2018, Prix Gatsby
LETTRES À JOSÉPHINE, roman, 2019
LA MARGE D'ERREUR, roman, 2021
CRÉDIT ILLIMITÉ, roman, 2022

ISBN : 979-10-307-0653-6



Au diable vauvert
La Laune 30600 Vauvert

www.audiable.com
contact@audiable.com

*« Quitte à faire quelque chose de mal,*
*autant le faire bien. »*

Anonyme.

# 1

Je m'appelle Martin Faubert et tu n'es pas en train de consulter un essai sur la sobriété heureuse ou la puissance des pensées positives qui ne demandent qu'à surgir de toi-même. Je ne suis vraiment pas d'humeur en ce moment.

Au mur d'un immeuble haussmannien, une imposante plaque en cuivre informe que je suis un respectable médecin généraliste. Elle ne précise pas que je viens de « fêter » mes cinquante ans et qu'il ne me reste, comme tout le monde à mon âge en ce bas monde, qu'une poignée d'années avant que tout ne se désagrège pour de bon. C'est ainsi, on n'a pas vu la chose arriver et la fin de l'aventure rapplique, bien présente, alors qu'en ce qui me concerne, rien n'a jamais véritablement commencé. Je me suis d'abord tapé une décennie d'études pour en arriver là. Dix putains d'années d'études à bouffer des raviolis à même la boîte dans une sordide piaule universitaire. Cela vient peut-être d'ici, la certitude que j'allais me venger par la suite. On m'a appris à examiner, à pratiquer des intraveineuses, à inoculer des vaccins, à injecter des perfusions et à palper des corps abjects dans tous les sens jusqu'à ce que mort s'ensuive.

Notre métier nous place de façon tout à fait particulière à l'intérieur de la société. On n'est pas médecin de 08 h 00 du matin à 18 h 00 le soir. On est médecin le week-end, pendant nos vacances et dans les dîners en ville. Quoi qu'il arrive, notre relation avec les autres, y compris nos proches, reste la relation d'un médecin dans le corps social. Lorsqu'un copain se confie à nous, qu'on prend une bière avec lui, on ne peut pas s'empêcher de l'observer et de formuler un diagnostic secret. On toise le fond de son œil. On constate l'air de rien le moindre de ses tremblements.

Quant à l'ami en question, au détour d'une phrase, il trouvera toujours un subterfuge pour nous alerter sur un de ses soucis de santé « bénin ». Un truc évidemment sans gravité, « presque rien », mais qui l'inquiète un peu tout de même. Sa démarche ne possède qu'un seul but : que son « ami généraliste » le rassure en quelques mots et qu'enfin, il puisse retrouver le sommeil sans imaginer qu'il est atteint d'un cancer de stade 4 foudroyant le soir au fond de son lit. Parce qu'en réalité, ça fait des semaines qu'il n'en dort plus. Alors vous allez faire votre job des jours off. Vous acceptez ce petit jeu de dupe et trouvez les mots pour le rassurer. Vous croyez quoi ? On peut respecter le serment d'Hippocrate et avoir malgré tout envie de savourer tranquille son barbecue du dimanche. Par acquit de conscience, on lui proposera de pratiquer quelques examens supplémentaires en sachant déjà qu'à présent soulagé à peu de frais, il refusera de le faire. Mieux vaut ne pas tenter le diable. Le copain va attendre encore un peu. S'il a un petit quelque chose, il est convaincu que ça peut disparaître tout seul, avec du yoga, du jus de carotte, des tisanes et un soupçon de vélo elliptique.

# 2

Je suis fier de mon bureau, imposant, en acajou foncé. Mon fauteuil est légèrement surélevé afin que je puisse toujours me trouver un peu plus haut que mes patients. Mon premier rendez-vous arrive à 09 h 15. Son visage ne me plaît pas. Il a les traits revanchards d'une militante capable d'égorger un brave boucher rien que pour défendre la cause animale. Elle débarque avec un nourrisson dans les bras d'environ trois mois : « Mon bébé pleure constamment », elle fait.

Je laisse un temps. J'allume mon ordinateur. Je lui demande sa carte Vitale et je commence : « C'est logique qu'il n'arrête pas de chialer votre gosse, madame. Dès la naissance, si le chiard pousse des hurlements, ce n'est pas pour faire sa crise d'adolescence ni exiger le dernier iPhone 14. C'est juste parce qu'il connaît sa première crise de manque, c'est juste qu'il souffre le martyre d'avoir été projeté dans un monde qui n'est pas le sien et qui n'est pas à sa température. Et la première fois que vous lui avez donné le sein, lui s'est tapé sa première colique. Vous trouvez ça marrant, les coliques ?

Et sa première sortie à l'air libre va provoquer son premier rhume. Ensuite, vous allez avoir droit à sa première bronchiolite.

Et je vous épargne les incontournables poussées dentaires ainsi que les otites, la rubéole, la rougeole ou la varicelle. La vie d'un nouveau-né, très chère, n'est qu'un long chemin de croix peuplé de tortures et de tourments.

— Mais qu'est-ce que je dois faire, Docteur ?

— Rien. Ou plutôt, votre maximum. Comme la majorité des mères de notre beau pays.

— Vous ne l'auscultez pas.

— Pas la peine.

— Mais vous n'avez rien pour qu'elle pleure un peu moins ?

— Essayez une tétine. On ne sait jamais.

— Une tétine ?

— Oui, une tétine.

— Mais elle en a plein !

— Eh bien achetez-en une autre.

— …

— Vous pouvez aussi la balancer par la fenêtre.

— La tétine ?

— Non, votre minuscule nourrisson. Mais je ne vous le conseille pas. Vous connaissez le côté psychorigide de nos charmants services sociaux.

— …

— Vous me devez cent vingt euros.

— Pardon ?

— Cent vingt euros.

— C'est hors de prix.

— La prochaine fois, allez chez un confrère. Il vous fera le même diagnostic pour vingt-sept seulement. »

La génitrice dodue claque la porte en sortant. Je hais les nouveau-nés. Rien de tel que ces minuscules et baveuses choses rouge écarlate pour te refiler des miasmes et te coller sans en avoir l'air une angine blanche une bonne semaine durant.

## 3

Mon deuxième patient est l'un de mes préférés. Il s'appelle Nicolas Royant. Il est beaucoup plus jeune que moi. Il est complètement paumé. C'est une frêle épave perdue dans un grand terrain vague. Il est journaliste. Il a un vieux chagrin d'amour. Il n'a pas envie de le quitter. Il en parle tout à fait rarement. C'était une femme hors catégorie. Une fille d'humeur changeante comme il en existe peu. Les plus dangereuses de toutes. Elle se prénomme Manon. Il m'a tout de même montré des photos de son magnifique visage et de son corps totalement inadmissible. Je sais qu'il est cocaïnomane. Mais je m'en tape. Je lui fais ses ordonnances pour son antidépresseur, ses anxiolytiques, ses somnifères et sa morphine. Il débarque toujours avec un nouveau livre à m'offrir. En littérature, il a des goûts sûrs et merveilleux.

« Bonjour Nicolas.
— Bonjour Docteur.
— Quoi de neuf?
— Elle m'a appelé.
— Non!
— Si. Mais inutile de se réjouir si vite.
— Pourquoi?
— Elle m'a appelé pour m'annoncer qu'elle allait se fiancer avec son nouveau compagnon.
— ...
— Elle préférait me l'annoncer elle-même. Elle ne voulait pas que je l'apprenne par quelqu'un d'autre.
— Mes condoléances.
— Oublions ça. Tenez, je vous ai ramené un court roman intitulé *Camille*. Vous m'en direz des nouvelles. C'est un petit chef-d'œuvre.
— Ça parle de quoi?
— C'est l'histoire de Camille. Tous les étudiants à la fac sont dingues de cette fille. On donnerait tout pour Camille avant que sonne la fin de notre jeunesse. Mais coucher avec elle est un jeu auquel tout le monde perd. Et Marc, un brave garçon, va perdre aussi. Parce qu'avec cette femme, l'amour est un combat perdu d'avance. Alors bien sûr, notre homme va mordre la poussière, mais il aura

connu, l'espace de quelques semaines, l'illusion d'avoir vécu et de ne pas être mort pour rien.

— Mince, ça donne envie. Merci Nicolas.

— Je vous en prie Docteur. Bon, je fais quoi avec Manon ? Cette folle m'a invité à ses fiançailles. Elle m'a dit que j'avais toujours une place dans son cœur.

— Fuyez, mon ami. C'est quoi la prochaine étape ? Elle va vous convier à la regarder œuvrer le soir de sa nuit de noces avec son mari tout neuf parce que vous comptez toujours un peu à ses yeux ? Arrêtez le massacre. L'annonce de ces fiançailles doit être l'ultime coup de pouce qui peut vous permettre d'enfin tourner la page de cette sale et belle histoire.

— Vous croyez ?

— Oui. Et ça sans même vous en apercevoir.

— Que Dieu vous entende Doc. Que Dieu vous entende.

— Je ne suis qu'un dieu chimique en ce qui vous concerne, cher ami. Allez, je vous fais vos ordonnances.

— Merci.

— Donnez-moi juste votre carte Vitale. Vous n'avez rien à payer. Pour vous, c'est la Sécurité sociale qui rembourse l'intégralité de la somme.

Il faut bien qu'elle serve à quelque chose, cette formidable invention. »

Si je n'avais pas connu Ariane. Si je n'avais pas deux enfants. Si ma femme n'avait pas toléré toutes mes incartades, si j'avais eu un peu plus de tripes à certains moments de mon existence, j'aurais pu fortement ressembler à Nicolas Royant au même âge. C'est peut-être la raison pour laquelle je tiens à ce type au plus haut point.

# 4

J'ai besoin, chaque soir, d'avaler quelque chose de fort lorsque je rejoins ma cuisine en début de soirée. Les choses se calment un peu à la suite de longues gorgées d'un whisky que la publicité qualifie d'aussi épais qu'un soir d'Écosse. Ma fille, Chloé, sept ans, court pour venir m'embrasser en serrant mon pantalon. Chloé, c'est ma fée ultime, la prunelle de mes yeux. Avec Chloé, on se raconte tous nos secrets et on fait les quatre cents coups dès que les autres ont le dos tourné. La nuit, je la réveille pour l'emmener faire des tours de manège immobile sur la place du Tertre. Mon fils aîné s'appelle Antoine. Il a douze ans. Avec lui, la relation est plus complexe. Il faut dire que le gosse est futé. Il sait très bien tout ce que j'ai pu faire endurer à sa tendre mère. À l'heure où je vous parle, il joue à sa PS4 avec un casque à fond sur les oreilles. Je me souviens exactement de la dernière fois que j'ai rendu Antoine heureux. Mon fils devait avoir quatre ans. Dans le jardin de la maison de campagne de mes beaux-parents, j'avais gonflé une petite piscine afin qu'il puisse barboter. Je me suis installé dedans avec lui et il n'en finissait pas de m'éclabousser, le vilain tigre. Et moi je faisais de même et je le prenais par les pieds pour le faire tournoyer sur tous les contours de cette fabuleuse piscine.

Et le fait de le faire virevolter comme ça, ça le faisait rire aux éclats, de son petit rire de rossignol que je n'oublierai jamais. C'est toujours, à l'heure actuelle, le meilleur souvenir que je possède avec lui.

Nous avons commandé des pizzas. Une Reine avec supplément bacon, œuf et oignons pour Chloé et moi, une Margarita pour Antoine qui est végétarien comme sa génitrice. Ariane est professeure de musique. Elle donne des cours chez des particuliers. À des gosses dont les parents sont convaincus d'avoir enfanté un Prix Nobel muni d'un stradivarius, à des quadragénaires seuls, tristes et sans amour qui tentent dans un ultime sursaut de faire quelque chose de leurs dix doigts. Elle rentre souvent tard. Ce soir, j'ai avalé une petite pilule bleue parce que cela fait quinze jours que nous n'avons pas fait l'amour. Je prends une douche. Je me regarde dans la glace. On a beau dire. Même sans lumière blafarde, même en m'observant avec indulgence dans une semi-obscurité avec un taux d'alcool important dans l'organisme : mon bide et ma calvitie refusent de disparaître comme par la magie d'un immense flash-back.

Deux semaines sans baiser, c'est le seuil limite d'acceptation pour Ariane. Je me ressers un whisky pour me donner du courage avant l'assaut. Ariane arrive. Chose inhabituelle de ma part, je la prends longtemps dans mes bras. Je lui murmure à l'oreille : « Il te reste une part de pizza dans le micro-ondes mais j'ai quelque chose d'autre à te proposer avant qui pourrait aussi te mettre en appétit. » Immédiatement, j'ai honte d'avoir prononcé cette pauvre phrase. Même après quinze ans de vie commune, faire à sa femme une suggestion avec de tels mots devrait être passible de la correctionnelle. Mais Ariane m'offre son plus joli sourire et me guide dans la chambre à coucher sans rien dire. Il n'empêche. Il y a tellement de tristesse dans son sourire que je donnerais n'importe quoi pour un autre verre.



Il faut bien s'y remettre, il faut bien que les corps rouillés se forcent un peu. Ce que je feins d'ignorer, c'est que ma femme, avant de me rejoindre, va se tartiner de lubrifiant l'entrecuisse parce qu'elle souffre de sécheresse vaginale depuis maintenant plusieurs années. Le manque d'envie règne en maître dans ce foyer a priori bien sous tous rapports.

Tous les deux nous nous mentons afin que perdure l'illusion de notre petit bonheur familial. J'arrive dans la chambre. Ma femme est déjà couchée. Elle est courageuse. Il faut du courage pour tout. C'est bien le problème. Du courage pour se dévêtir. Du courage pour partager un peu de nos salives. Juste un peu. Le strict minimum. Nous n'avons plus dix-sept ans tout de même.

Il faut être une véritable héroïne du couple pour se coucher autrement que d'ordinaire, on est si bien d'ordinaire, dans son pantalon de soie avec un livre, dans un chandail tranquille, dans une chemise de nuit avec sa tablette, personne pour t'ennuyer, et voilà que tout recommence. Et voilà que j'installe un verre d'eau sur le rebord de chacune des deux tables de nuit. J'éteins la lumière. La pénombre pour ne pas mourir de la vérité. Deux corps sur un lit, vus du ciel, cela donne quoi ? Quelques centimètres nous séparent. Un océan au bout du compte. Je commence les merveilleux préliminaires. Le coït va durer environ trois minutes.

Nous faisons la chose assez vite. Nous connaissons nos deux organismes sur le bout des doigts et nous arrivons à faire semblant de jouir mutuellement à la perfection.

Ensuite, je file me faire éjaculer sous la douche en pensant à la Manon de Nicolas Royant puis je retourne dans le salon m'offrir un dernier whisky. C'est le whisky des soldats, des guerriers d'après-guerre, du travail bien accompli. Je souffle. Je songe que je suis tranquille pour quinze jours à nouveau. Au même instant, à la même seconde, Ariane pense exactement la même chose que moi.

Comme quoi, nous sommes encore en parfaite osmose sur certaines choses, ma femme et moi.

# 5

Depuis que les sociétés humaines existent, il y a toujours eu des chefs. À savoir ce qu'on appelle maintenant des politiques ou des grands patrons. Et il y a toujours eu des ouvriers, des militaires, des agriculteurs, à savoir le peuple. Enfin il y a les médecins. Et le médecin n'est pas soumis aux politiques. En revanche, il ne sera jamais chef non plus. C'est un homme particulier, seul mais indépendant. Il ne connaîtra jamais l'amitié qui peut exister entre deux travailleurs, par exemple. Il doit apprendre à vivre avec sa solitude. Moi, je me sentais étranger au reste des hommes et même au reste du monde. Je ne ressemblais à personne et personne ne me ressemblait. Aucun de mes collègues n'était devenu un véritable camarade. Certes, j'avais ce lien particulier avec ma petite fille. Mais cela se cantonnait, et bien heureusement, à un simple amour filial. J'avais épousé ma femme après des années d'errance sexuelle et mon alliance avec Ariane avait été un mariage de bon sens et de sagesse plus qu'autre chose.

Et puis c'est arrivé sans prévenir à la toute fin de l'une de mes interminables journées. Alors que j'avais fait le deuil de toute forme d'espérance. Lors de mon dernier rendez-vous.

C'est sa démarche que j'ai remarquée dans un premier temps. Une démarche à la fois caressante mais précise, ferme, décidée. Elle a mis un temps infini avant de prendre place sur sa chaise.

Elle a d'abord retiré son manteau, puis ses deux écharpes et enfin sa paire de lunettes. Visiblement, cette femme avait l'habitude de donner le tempo. Je suis resté muet face à ce visage aussi douloureusement poétique.

C'est elle qui a pris la parole avec calme et assurance. Sa voix était chaude mais implacable. Elle m'a annoncé qu'elle dormait mal à cause des nombreux avions qu'elle prenait chaque semaine et des décalages horaires, qu'elle avait bien essayé la mélatonine, toutes ces « bêtises » à base de plantes et autres « conneries » homéopathiques mais que cela n'avait rien changé.

« Êtes-vous heureuse ? » lui ai-je demandé. Elle a planté ses beaux yeux gris dans les miens puis elle m'a répondu en me défiant du regard : « Oui. Bien sûr. Qu'est-ce qui vous fait penser le contraire ? » J'ai posé mes deux mains sur la table de mon bureau et j'ai articulé : « On dit : dormir comme un bienheureux, n'est-ce pas ? »

J'ai tenté de me composer un visage calme, sérieux, à l'écoute. Je respirais par le ventre le plus profondément possible. Je l'ai fait s'asseoir sur la table d'auscultation et je lui ai demandé de retirer son chandail de la façon la plus professionnelle et détachée qui soit. Ma patiente s'est retrouvée en nuisette blanche et j'ai découvert ses tétons fiers, sombres et resplendissants à travers le tissu fin de la dentelle. Elle avait une poitrine élégante et généreuse. Je lui ai pris sa tension. Puis, j'ai effectué une légère palpation sous ses aisselles. Ces dernières étaient humides et un peu glissantes.

Hélas, il a fallu que je lui demande de se rhabiller.

Elle est retournée sur sa chaise et moi dans mon vaste fauteuil. Je l'ai informée qu'un large bilan sanguin s'imposait.

« Votre nom ? ai-je demandé.

— Aurore Rosier.

— Date de naissance ?

— 10 mai 1982.

— Mariée ?

— Oui.

— Des enfants ?

— Deux.

— Des antécédents médicaux du côté de vos parents ?

— Ma mère. Un cancer du sein.

— Et alors ?

— Elle est morte.

— Bon, je vais vous prescrire une mammographie pour vérifier tout ça. Mais ne soyez pas inquiète. Sinon, aucun problème de spleen, de mélancolie, de mal de vivre ? Souvent, les problèmes de sommeil peuvent être les signes avant-coureurs d'une dépression nerveuse.

— Vous êtes gentil. Je dirige une multinationale. Je m'offrirai le luxe d'avoir des coups de blues dans une autre vie.

— Très bien. Je vais vous donner des somnifères puissants pour que vous puissiez dormir avec aplomb comme une bienheureuse. En revanche, votre tension est trop basse. N'oubliez surtout pas de faire très vite une analyse de sang à l'adresse indiquée. Ils sont fort compétents et j'ai pour habitude de ne travailler qu'avec eux.

— Je vous remercie Docteur. Combien je vous dois ?

— Vingt-sept euros madame. Tout juste vingt-sept euros. »

Aurore s'en est allée et c'est seulement ce jour-là que j'ai réalisé qu'au bout du compte, je n'avais pas fait médecine pour rien.

# 6

14 h 30. Rendez-vous avec Jean Lambert. Un vieux patient. Un ancêtre écologiste qui m'angoisse. Il commence son discours, toujours le même : « Je suis mort de trouille, Docteur. La planète se réchauffe et tout le monde s'en fout. En 2040, il fera cinquante degrés en France !

— Cinquante degrés !

— Cinquante degrés.

— Sans blague ?

— Sans blague.

— Il va en falloir des ventilateurs.

— Moi ça ne me fait pas rire.

— Et pourtant dès 2030, vous ne serez plus là pour voir ça mon vieil ami ! Alors où est le problème ?

— Le problème, c'est le $CO_2$ que dégagent les énergies fossiles et la production mondiale du charbon qui s'envole. Sans parler de l'agriculture, du nucléaire et des industries qui perturbent l'équilibre de l'atmosphère et du climat. Vous voulez en connaître les conséquences ?

— Si vous y tenez vraiment.

— Aujourd'hui, le réchauffement climatique a des répercussions catastrophiques : il contribue à la fonte des glaces et à l'élévation du niveau de la mer, mais aussi à l'acidification des océans. La pollution entraîne la multiplication des évènements météorologiques extrêmes et des catastrophes climatiques. Et pourtant, on sait tout faire : des panneaux solaires et même des cotons-tiges en bambou !

— Des cotons-tiges en bambou ?

— Oui.

— Comme c'est étrange.

— Qu'importe. J'ai une énorme sinusite, Docteur. Pourriez-vous me prescrire des antibiotiques pour éradiquer tout ça ?

— Hors de question.

— Pourquoi ?

— L'industrie pharmaceutique pollue beaucoup trop mon cher ami. Faites des inhalations à base de plantes et laissez du temps au temps.

— Très bien Docteur. Je vous dois quelque chose ?

— Cent trente euros.

— À ce point ?

— À ce point Monsieur Lambert. À ce point. Je ne roule plus qu'en voiture électrique histoire d'apporter ma pierre à la sauvegarde de la planète. Et c'est hors de prix ces bagnoles, vous pouvez me croire.

— Cent trente euros, vraiment. J'ai une petite retraite, vous savez.

— Bon. Filez-moi trente balles. Mais si vous me voyez débarquer en SUV le mois prochain, évitez de me jouer le grand drame de l'acte II, scène 4, par pitié. »

Une fois seul, je me suis retrouvé avec une sale idée qui ne me quittait plus depuis ma rencontre avec Aurore Rosier. C'était un truc immonde, injuste et destructeur s'il s'avérait pouvoir fonctionner. Surtout, je risquais de détruire autant ma carrière que ma vie de famille en faisant une chose pareille. Alors, pourquoi tenter le diable ? Si vous aviez connu Aurore Rosier, toute belle âme que vous êtes, éprise de morale et de justice sociale, vous auriez fait exactement la même chose que moi.

# 7

J'avais conseillé à M^me^ Rosier un laboratoire d'analyse médicale dont je connaissais fort bien le directeur, un dénommé Benoit Gendarme. J'avais demandé à cette connaissance de me prévenir lorsque ma patiente serait passée se faire ponctionner son adorable petit sang. Il me téléphona un matin à 09 h 30 :

« C'est fait, me dit-il, quelle dinguerie cette femme !

— J'ai un service à te demander.

— Je t'écoute.

— Peux-tu me la mettre positive à la syphilis ?

— Mince. J'avais oublié ta déontologie légendaire.

— S'il te plaît. C'est important.

— Ce sera fait.

— Lorsque tu lui envoies les résultats par mail, appelle-la pour lui dire de consulter d'urgence son nouveau médecin généraliste.

— Lorsque je l'aurai en ligne, est-ce que je peux ajouter son « incroyable » nouveau médecin généraliste incarnation de la déontologie qui aurait pris forme humaine ?

— Tu n'es pas obligé.

— Tu manques d'humour.

— Je crois que je suis amoureux.

— Merde.

— Tu sais qu'elle est présidente d'une multinationale ?

— Et depuis quand le pouvoir te fait bander ?

— Ce n'est pas le pouvoir. C'est la façon qu'elle a de se mouvoir dans une salle d'attente.

— Moi, je vois d'ici les emmerdements à venir. Je te souhaite bon courage, camarade.

— Merci pour le coup de main.

— Y'a pas de quoi. À présent, tu me dois quelque chose.

— Je t'écoute.

— Une pute. Je veux une pute. De luxe s'il te plaît.

— Et je trouve ça où ?

— Je m'en occupe. Je t'envoie le numéro et tu t'occupes du virement.

— Bon, merci quand même.

— Tu sais, moi, dès que je peux rendre service sans faire de mal à qui que ce soit, ou presque, ou juste un peu. »

# 8

Aurore est arrivée en avance. Je l'ai fait entrer immédiatement dans mon bureau. Elle est restée debout. Elle tenait sa feuille d'analyse avec nervosité. Elle m'a demandé si j'étais sûr du résultat pour la syphilis. J'ai répondu gravement par l'affirmative.

« Asseyez-vous », j'ai décrété. Elle s'est installée avec une exaspération certaine. Elle portait un tailleur bleu marine avec une chemise blanche et cintrée. Elle a croisé les jambes :

« Comment ai-je pu choper cette saloperie ? a-t-elle articulé.

— Devinez, j'ai répondu.

— Je vois.

— Vous avez toujours été fidèle à votre mari ?

— Oui. Bien sûr que oui.

— Et lui ?

— On est toujours la dernière au courant dans ces cas-là.

— Quoi qu'il en soit, lui aussi doit passer me voir et faire le test dans les plus courts délais.

— J'ai lu que la syphilis se soignait ?

— Très bien Madame Rosier. Je vais vous administrer deux doses d'antibiotiques en intramusculaire en l'espace de quinze jours. Et ce sera terminé. Mais je dois recevoir également votre mari. C'est impératif. Sinon, il faudra tout recommencer. En ce qui vous concerne, il ne faut pas attendre. Je vais vous inoculer la première dose aujourd'hui même. Je vais piquer en haut de la fesse. Veuillez baisser votre tailleur s'il vous plaît. »

J'avais prononcé cette dernière phrase sans trembler sur aucune syllabe et en tâchant d'être le plus indifférent possible à ce que je venais de dire. Aurore Rosier s'est levée lentement. Elle me faisait face lorsqu'elle s'est exécutée. Elle est restée un long moment comme ça, à me regarder sans bouger. Puis elle a dégrafé sa jupe. Cette dernière est tombée à ses pieds. Elle portait des bas. J'ai pu découvrir une culotte blanche translucide. L'espace d'une minuscule seconde, j'ai entraperçu sa toison brune, vaste, sombre et bouclée. Elle s'est enfin retournée. Je lui ai demandé de se pencher un peu contre mon bureau. Je suis passé derrière elle. J'ai constaté des fesses éblouissantes, aristocratiques et amples.

J'ai baissé le commencement de sa minuscule culotte. J'ai désinfecté. J'ai admiré ce petit morceau de chair fraîche et brune. Elle n'a pas émis le moindre cri lorsque je l'ai piquée. Il devrait lui en falloir largement plus si un jour je désirais obtenir d'elle un début de réaction. J'ai tamponné l'affaire avec un bout de coton puis j'ai posé sur sa peau sublime un petit pansement. Je lui ai dit qu'elle pouvait se rhabiller. Elle a fait la chose avec aisance et rapidité. Elle voyait que je la regardais en train de remettre ses vêtements. Mais j'étais bien incapable de regarder dans une autre direction.

J'ai repris place dans mon fauteuil. Je voyais flou et je me suis cramponné à mes accoudoirs pour ne pas m'évanouir sur-le-champ. La gorge sèche, j'ai murmuré :

« Pouvez-vous dire à votre mari qu'il fasse sa prise de sang demain matin dans le même laboratoire que le vôtre et qu'il passe me voir en fin d'après-midi ?

— Je lui dirai.

— Il ne faut pas dramatiser Madame. La syphilis a été décelée assez tôt. Il n'y a rien de grave.

— Je vous remercie. Ne vous inquiétez pas. Je suis une grande fille. Je sais faire la part des choses.

— En ce qui vous concerne, nous nous retrouvons dans quinze jours pour la dernière injection, c'est entendu ?

— C'est noté.

— Sinon, vous avez retrouvé le sommeil ?

— Oui. Je vous remercie. Vos somnifères sont très efficaces.

— Vous rêvez la nuit ?

— Pas du tout.

— Ah, c'est dommage. C'est important les rêves. C'est l'autre côté de la vie.

— Vous savez, moi, les rêves, j'ai tendance à les réaliser.

— Fort bien. Je peux faire autre chose pour vous être utile ?

— Non. Je vous dois quelque chose ?

— Rien du tout.

— Parfait.

— Au revoir Madame Rosier.

— Au revoir Docteur. »

Je me suis retrouvé orphelin dans mon bureau. Je savais que cette femme, que je n'attendais plus, incarnait ma première et ma dernière chance.

J'avais tout à perdre mais personne n'allait m'empêcher de me lancer dans cette entreprise périlleuse, imprudente et redoutable. Quitte à détruire la vie d'un homme, d'une femme, de deux enfants et d'un foyer bienheureux. Je me faisais l'effet d'un vampire hors de contrôle, d'un serpent froid prêt à finir pendu haut et court au bout d'une corde pour vivre un quart d'heure d'échappée belle.

# 9

Changement de programme radical. Après la divine Aurore Rosier, je reçois Tariq El Hafni, un musulman pratiquant. Tariq vient d'épouser une jeune femme de vingt ans sa cadette. Et visiblement, les choses ne fonctionnent pas comme il le voudrait :

« C'est le devant de son cerveau qui est malade, Docteur. Ma femme a le devant du cerveau plein de mauvaises actions. C'est l'imam qui m'a expliqué tout ça. C'est écrit dans le Coran. Il y a tout dans le Coran sur le devant du cerveau. C'est pour cette raison qu'elle dit des mensonges. Parce qu'elle a le devant du cerveau complètement ravagé. Il faut soigner tout ça, Docteur. Je n'en peux plus de la voir vivre dans le péché.

— Qu'appelez-vous vivre dans le péché ?

— Elle refuse de faire sa prière. Elle ne porte pas le voile. Elle se maquille. Elle va même au cinéma !

— Au cinéma ?

— Mais oui ! Le cinéma lui met des mensonges dans la tête. Moi, je veux que ma femme n'existe qu'avec la force du cœur. Il faut retirer le diable qui se trouve dans son esprit. Je veux qu'elle apprenne à aimer la Création, Allah et tous ses frères humains.

— Elle n'aime pas les autres humains ?

— Non ! Elle n'aime que ses copines, Docteur. Alors qu'il y a Dieu qui lui tend les bras. Alors que seul Dieu est la source de la vraie vie. Aimer Dieu, c'est aimer les étoiles, les arbres, les oiseaux. Elle doit accueillir le Prophète dans son cœur. Et lui faire une place. Une grande place. Et pour ça, il faut soigner le devant de son cerveau, Docteur.

— Je comprends le problème. Je vais lui prescrire du Doliprane. Trois comprimés par jour. C'est un médicament très efficace pour soigner le devant du cerveau. C'est même le meilleur. Vous pouvez me croire. »

# 10

J'ai vu débarquer une nouvelle patiente pour mon prochain rendez-vous. Une jeune fille au visage totalement défiguré.

« Quel est votre nom ?

— Cindy Lemoine.

— Qu'avez-vous fait à votre bouche, Cindy ?

— Elle était trop fine. Je la voulais pulpeuse. Comme sur mes filtres.

— Quels filtres ?

— Mes filtres sur Instagram.

— Quel Instagram ?

— Instagram. Le réseau social.

— …

— Bon. Rien. Laissez tomber. J'avais aussi une poitrine trop grosse qui me tombait sur le ventre depuis ma puberté. J'ai voulu faire d'une pierre deux coups et voilà le désastre. »

Cindy se lève. Elle retire son pull et son soutien-gorge. Je découvre une poitrine déformée qui ressemble à deux grosses boules infectées totalement écrasées et d'une sale couleur.

J'observe sa bouche gonflée. Elle est constellée de cloques purulentes. Je place ma main sur son épaule et lui demande de se revêtir.

« Racontez-moi votre folle aventure chirurgicale, ma jeune intrépide. » Elle a des difficultés à parler. Ses lèvres sont collées l'une à l'autre tant elles demeurent grosses et gonflées. Elle finit tout de même par articuler faiblement :

« C'est arrivé il y a deux semaines. J'avais eu ce plan par une amie. Le tarif était imbattable. Deux opérations esthétiques pour le prix d'une. J'ai pris l'avion pour le Maroc. À l'arrivée, on m'a logée dans un bel hôtel. Jusqu'ici tout allait presque bien. Mais je ne suis restée que vingt-quatre heures sur place en tout et pour tout. Opération comprise. On ne m'a pas donné la moindre dose de morphine après m'avoir charcutée. Une fois dans ma chambre, j'étais à bout de forces. Je n'ai pas bénéficié du moindre soin ou de surveillance médicale. À l'aube, on m'a virée de ma chambre quatre heures avant le départ de mon vol. Je ne sais pas comment j'ai fait pour tenir jusque dans l'avion tant je me sentais détruite de partout. Qu'est-ce qu'ils m'ont fait Docteur ?

— On va commencer par vos lèvres. Je ne sais pas ce qu'ils vous ont injecté mais ce n'est pas le bon produit. En fait, ça peut être tout et n'importe quoi. Ça peut être de l'huile minérale, végétale, industrielle, automobile même. On peut aussi imaginer qu'ils vous ont inoculé juste du sérum physiologique.

— C'est quoi ?

— De l'eau avec un peu de chlorure de sodium comme dans les hôpitaux. Certaines femmes, comme vous, ne meurent pas au moment de l'injection. Mais d'autres peuvent développer des inflammations sévères, parfois jusqu'à dix ou quinze ans après l'opération.

— Qu'est-ce qu'on peut faire ?

— L'apparition de vos cloques est, malgré les apparences, une excellente nouvelle. Laissez-moi juste en percer une. Voilà. Vous voyez tout le pus qu'elles contiennent. C'est le liquide que l'on vous a administré et que votre corps commence à rejeter. Continuez à percer vos cloques, c'est la seule chose à faire. Et attendez quelques mois avant de vous inscrire à un casting de téléréalité. Mais vous allez voir, au fur et à mesure, votre bouche va reprendre forme humaine.

— Et pour ma poitrine ?

— Là, ça m'inquiète un peu plus. Je n'aime guère l'apparence et la couleur qu'ont prises vos seins. Je vais vous recommander à un spécialiste. Prenez rendez-vous avec lui de ma part le plus vite possible.

— Merci Docteur. Je vous dois combien ?

— Vous ne me devez rien. Vous avez balancé bien assez d'argent par les fenêtres lors de ces dernières semaines.

— Merci. Cool.

— En revanche, si vous retournez au Maroc, allez glander au Club Med, tapez-vous un G.O. et par pitié, ne mettez pas le moindre pied en dehors de ce village de vacances. »

# 11

Le lendemain, aux alentours de 18 h 00, je reçois le mari d'Aurore: Patrick Rosier. L'homme à abattre. L'ennemi juré qui s'ignore. Mon adversaire est professeur d'espagnol dans un lycée du 18e arrondissement. Il est grand, brun, les cheveux courts et plutôt beau garçon. Physiquement, on peut même dire qu'il est bien proportionné. Il doit sans doute faire son footing tous les dimanches matin et ne manger ni trop gras ni trop sucré. Il s'installe avec sa fausse analyse de sang. Il possède le visage pâle d'un type qui n'a pas dû dormir beaucoup ces dernières nuits. J'attaque direct:

« Votre épouse vous a expliqué le principe de guérison?

— Oui.

— Elle m'a dit qu'elle ne vous avait jamais trompé. Alors?

— Alors nous en avons parlé jusqu'à l'aube et je me suis conformé au même discours.

— À savoir ?

— Que je ne l'avais jamais trompée non plus.

— Monsieur Rosier, cette charmante syphilis n'est pas arrivée par l'opération du Saint-Esprit. Vous savez que je suis tenu au secret médical ?

— Oui.

— Si vous avez pratiqué l'adultère, il faut à tout prix prévenir la personne en question qu'elle est porteuse de cette maladie.

— …

— Vous comprenez ?

— Je n'ai eu qu'une seule aventure. C'était lors d'un voyage linguistique avec une étudiante.

— Vous avez la possibilité de contacter cette jeune fille ?

— Oui.

— Alors vous devez le faire dès ce soir. Elle doit sans doute ignorer son état clinique. Il est essentiel de l'en tenir informée.

— Mais elle n'avait eu que deux partenaires avant moi !

— Il en suffit d'un.

— D'accord.

— Bien.

— Docteur ?

— Oui ?

— En ce qui concerne ma femme…

— Eh bien quoi ?

— Vous me conseillez quelle méthode ?

— C'est-à-dire.

— Je continue de nier ?

— Je ne suis pas un expert en problèmes maritaux, cher monsieur. Il n'empêche. Madame Rosier sait déjà que vous lui mentez puisqu'elle ne vous a jamais trompé. Elle me l'a dit. Fermement. Les yeux dans les yeux. Et certes je la connais bien moins que vous mais elle faisait tout sauf plaisanter. Le fait d'avoir éludé votre incartade rend la situation malsaine. Aujourd'hui, elle ne peut plus vous faire confiance. Or la confiance est l'acte fondateur dans une vie de couple. Vous avez des enfants, vous êtes mariés depuis longtemps, je pense que lui dire la vérité est l'unique moyen pour tourner la page de ce moment difficile.

— C'est une femme de caractère. Elle pardonne peu facilement.

— Peut-être. Mais si vous vous enferrez dans votre mensonge évident, elle ne vous le pardonnera jamais.

— Alors je m'apprête à vivre une autre semaine bien difficile.

— Haut les cœurs mon garçon ! Voulez-vous que je vous prescrive une boîte d'anxiolytiques ?

— Ce n'est pas de refus.

— Très bien.

— Je vous dois quelque chose ?

— Cent cinquante euros s'il vous plaît. »

# 12

Évelyne Vanier est une femme de cinquante-neuf ans. Je la suis depuis fort longtemps. Elle est expert-comptable pour une entreprise de produits vaisselle. J'ai tout essayé pour sortir Évelyne de son immense dépression. Les médicaments bien sûr. Mais aussi les cures, les médecines douces et même l'hypnose par l'intermédiaire d'un confrère en qui j'avais toute confiance. Mais rien n'y fait. La dame retire ses lunettes noires, les pose sur mon bureau et commence en regardant dans le vague à travers la fenêtre :

« Docteur, nous allons nous parler franchement. J'ai tout fait pour essayer de vivre, pour être comme les autres, pour tenter de prendre les choses en main ou tout du moins comme elles viennent. Mais mon mal-être me prend l'ensemble de ce que je suis : mon énergie, mon sommeil, mon sourire, ma volonté et même mon réveil le matin.

— Et avec votre mari ?

— Nous faisons toujours chambre à part. Il continue de voir régulièrement sa maîtresse. Dire que j'aurai passé ma vie à m'interdire toute forme de plaisir gustatif afin de conserver la ligne pour ce type. Mais il ne demandera jamais le divorce. Non pas par égard envers ma triste personne mais par simple intérêt financier. Ça lui coûterait trop cher.

— Il manque une petite pointe d'amour dans tout ça. Et avec votre fille ?

— Elle refuse toujours le moindre contact.

— Le fameux Mounir, c'est bien ça ?

— Sans doute. Oui.

— Racontez-moi cette histoire. Vous n'avez jamais vraiment osé vous attarder là-dessus. Comme si vous aviez un peu honte de quelque chose.

— Non, j'assume. Encore aujourd'hui, j'assume. Nous étions partis en vacances dans la médina de Fès. Mon mari avait loué un luxueux riad. Plusieurs personnes s'occupaient de nous. Et Mounir était le jardinier. Ma fille, Juliette, en est tombée éperdument amoureuse. Et la franchise m'oblige à vous dire que les sentiments étaient réciproques. À la fin de l'été, Juliette nous a suppliés de partir sans elle. Elle voulait rester là-bas avec Mounir. Elle avait dix-sept ans. Courageux comme à son habitude, mon mari lui a répondu que c'était à moi de décider. J'ai refusé. Et Juliette ne me le pardonnera jamais.

— Mais ce n'est pas cela qui empêche une histoire d'amour de se poursuivre ?

— Trois mois plus tard, Mounir a pris un bateau pour l'Espagne afin de rejoindre ma fille. Il a loué une voiture pour traverser le pays. Il est mort à Séville deux jours plus tard dans un accident de la route en fin de journée. Il faisait très beau ce soir-là paraît-il.

— Merde.

— Comme vous dites.

— Bon, Évelyne, je n'ai pas dit mon dernier mot en ce qui vous concerne. Décrivez-moi vos symptômes avec le plus de précision possible. Et on va voir ce que je peux faire.

— Disons que je me sens de plus en plus perdue. Que j'arrive tout juste à respirer. Que je ne peux plus voir personne. Que même allumer la télévision, cela m'angoisse beaucoup. Lorsque je décide de me faire un thé, je ne sais même pas si je dois commencer par sortir une tasse ou par faire bouillir de l'eau. Je suis épuisée. Je suis en vie mais je suis comme une nature morte.

Comme si mon cerveau ne fonctionnait plus. Je ressens un vide immense. J'ai l'impression de me retrouver seule face à un mur infranchissable. Et je ne vois plus aucune issue.

— Et si vous preniez la décision de finir en beauté ?

— C'est-à-dire ?

— Vous êtes expert-comptable, vous avez cinquante-neuf ans, un mari qui vous trompe et vous méprise, une fille unique qui vous déteste, une dépression qui vous oppresse terriblement, un job peu glamour et en plus, vous continuez à faire gaffe à ce que vous bectez alors que tout le monde s'en tape de votre ligne de guêpe ! Alors, si on appuyait ensemble sur la touche qui déclenche l'arme thermonucléaire ? Si on faisait exploser tout ça ?

— À savoir ?

— Le plaisir, Évelyne. Mieux que ça, l'ivresse. Comme dans le poème de Baudelaire : enivrez-vous. Il faut être ivre. Tout est là. C'est l'unique question. Enivrez-vous sans cesse. Vous avez deux possibilités à votre âge : continuer de vivre au rabais les quelques années qui vous restent ou les faire éclater en feux d'artifice comme dans un film de Marco Ferreri. Vous aimez le vin ?

— Oui.

— Et les alcools forts ?

— Je dois vous avouer un léger faible pour la vodka. Mais j'ai toujours fait très attention.

— Eh bien à partir de cet instant, je vous ordonne de ne plus jamais faire attention à rien ma très chère Évelyne. À partir de maintenant, il est interdit d'interdire. À partir de maintenant, vous avez droit à tout. Donc, je vous ordonne de boire tous les jours, d'utiliser votre compte joint pour vous offrir des festins caloriques dans des restaurants gastronomiques avec une double dose de desserts. Mais ça, ce n'est que la mise en bouche mon enfant. Vous n'avez pas fait l'amour depuis combien de temps ?

— Oh, ça se compte en années. En de nombreuses années.

— Alors je vous intime l'ordre de vous octroyer du plaisir physique. Je vous impose un rendez-vous avec un escort-boy dans la semaine. Et je veux la preuve par photo sur mon portable dès que ce sera fait. Bon, le meilleur pour la fin. Je vais arrêter tous les médicaments qui étaient censés traiter votre dépression. À la place, vous allez appeler de ma part un prénommé Nicolas à ce numéro et lui demander deux grammes de marron. Dans le monde de la drogue, ma chère, le marron est le surnom que l'on donne à l'héroïne.

Surtout, ne vous imaginez pas en junkie avec une affreuse seringue plantée au creux du bras. Non, en ce qui vous concerne, je vous conseille, de temps en temps, de sniffer juste une petite ligne pour planer. Vous verrez comme vous allez vous sentir calme, sereine, apaisée comme jamais. Au paradis, en quelque sorte.

— Docteur ?

— Martin, Évelyne ! Appelez-moi Martin !

— Martin, je ne sais pas si je vais trouver le courage et l'énergie pour réussir à faire tout ça.

— Moi je vous dis que si.

— Et comment vous en êtes sûr ?

— Parce que je vais vous donner, rien que pour vous, cette chose qui se trouve dans mon tiroir. C'est un tube d'amphétamines tellement puissantes qu'il n'est plus en vente dans la moindre pharmacie depuis des siècles. Voici un verre d'eau. Avalez ce cachet sous mes yeux et gardez le tube. Je vous conseille d'en prendre un tous les matins pour commencer la journée en fanfare. Dans dix minutes à peine, Évelyne, vous allez être tout feu, toute flamme, vous allez être Mick Jagger en plein concert au Stade de France et la vie va devenir une immense fête foraine dans laquelle vous serez l'unique enfant roi et allez décrocher tous les lots. »

# 13

L'attente de la seconde injection d'Aurore a marqué les quinze jours les plus longs de toute mon existence. Je ne faisais plus attention à aucun de mes patients. Lorsqu'ils me déballaient leurs problèmes et leurs petites misères de leurs minuscules affaires privées, j'avais les yeux rivés sur mon ordinateur. Depuis que j'avais tapé le nom d'Aurore Rosier sur Google, j'étais devenu imbattable sur sa multinationale. Je la découvrais en chef d'entreprise toujours impeccable, charismatique et souriante. Personne ne pouvait plus me coller sur l'histoire de sa marque, « Divas », ni sur ses ventes de produits textiles à travers le monde. Je connaissais son CV par cœur. Je maîtrisais sa carrière depuis son commencement sur le bout des doigts et j'avais vu à cent quarante reprises son interview sur BFM business.

Elle est arrivée un matin sans avoir pris rendez-vous. Elle portait un pull en cachemire noir, un jean et une paire de baskets pailletée. C'est elle, encore une fois, qui a commencé la conversation :

« Docteur, j'aimerais me mettre aux antidépresseurs s'il vous plaît.

— Une femme forte comme vous.

— Une femme forte comme moi.

— Pourquoi ça ?

— Depuis que mon mari m'a trompée, j'ai des difficultés à ne pas me comporter de manière agressive dans ma vie de couple.

— Il prend le tarif ?

— On peut dire ça.

— …

— Ne faites pas l'innocent. Je sais qu'il vous a tout raconté. Alors pas de fausse pudeur, ce serait pire que tout.

— Je peux vous prescrire du Brintellix. C'est un médicament efficace qui possède l'avantage de ne pas comporter d'effets secondaires.

— Allons-y. Je vous fais confiance.

— Vous vous sentez en colère comment ?

— Je me noie de plus en plus dans mon travail. Mon époux est devenu une sorte d'étranger. Je ne supporte plus son odeur corporelle et encore moins qu'il me touche. Dès qu'il pose une main sur mon épaule, j'ai l'impression que je vais devenir folle.

— Folle ?

— Oui. Avec une envie dingue de l'étrangler et de lui arracher les amygdales avec les doigts en même temps.

— Ça ferait beaucoup.

— Ce serait mérité.

— Il a eu le mérite de la sincérité.

— Il n'avait plus le choix.

— Pensez à vos enfants.

— C'est l'unique raison qui fait que je ne lui demande pas de quitter le domicile conjugal. Il y a ma famille, mon travail et mes amis. Je cloisonne fort bien tout ça.

— Vous surfez ?

— En quelque sorte.

— Toujours sur un fil ?

— Toujours sur la ligne de crête.

— Qu'est-ce que je peux faire d'autre pour vous ? D'un point de vue médical, je veux dire.

— Ma piqûre.

— C'est vrai. J'avais totalement oublié.

— Pas moi.

— Je comprends.

— Non, vous ne comprenez pas, Docteur. Je suis enragée et morte de honte à l'idée que mon mari idéal ait pu me refourguer cette MST en baisant une adolescente. J'avais choisi ce type en pensant justement que jamais un jour il ne pourrait m'arriver ce genre de gêne malaisante.

— Malaisante ?

— Oui. Malaisante. Pourquoi ?

— Non, rien. J'aime bien ce mot. Il est un peu désuet. Bon. Qu'importe. À présent, il faut relativiser.

— Depuis que je sais pour cette maladie, j'ai perdu toute féminité.

— Ah non. Pas vous. C'est impossible. Sachez que vous irradiez constamment, madame.

— …

— Enfin, c'est un simple diagnostic de clinicien généraliste.

— C'est un diagnostic qui me réconforte, Docteur. C'est inattendu. Je vous remercie. Du coup, je baisse mon pantalon ?

— Pour quoi faire ?

— Pour la piqûre ?

— Pardon ?

— Pour la piqûre, je baisse mon pantalon ?

— Oui. Bien sûr. Ça sera plus pratique. »

Aurore Rosier avait fait dans le sous-vêtement rouge cette fois-ci. L'arène était son corps ensoleillé et je fonçais, nez au vent, vers ma grandiose mise à mort.

# 14

Le soir même, aux alentours de 22 h 00, Ariane n'est toujours pas rentrée. Je suis dans la chambre de Chloé et termine de lui lire une bande dessinée. Et puis, je m'allonge sur son lit. Elle ferme son livre et pose sa tête contre mon épaule :

« Il faut que je te dise un secret, j'ai murmuré.

— Je t'écoute mon papa.

— Je suis tombé amoureux de l'une de mes patientes.

— Comment ça s'est passé ?

— Le coup de foudre, comme dans les films, avec un éclair en plein milieu de l'écran.

— Tu l'aimes plus que maman ?

— Je n'ai jamais aimé ta mère mon chaton. En plus, je la connais depuis des siècles. Tu comprends la différence ?

— Non. Tu vas nous quitter ?

— Pas du tout. Bien sûr que non. Même pas en rêve. D'ailleurs, maman ne sait même pas que j'ai une amoureuse secrète.

— Elle est belle ?

— Plus que ça. Belle comme le jour.

— Aussi belle que moi ?

— Presque.

— Elle s'appelle comment ?

— Aurore.

— Aurore. C'est pas mal comme prénom. Tu pourras me la présenter ?

— Tu veux ?

— Oui. Pourquoi pas. Je lui ferai un beau dessin. Dis-moi, maman, tu l'aimes un peu quand même ?

— Bien sûr ma princesse. J'ai toujours eu une grande tendresse pour ta mère, tu sais.

— Bon, c'est toujours ça de pris.

— Bonne nuit ma petite fée.

— Bonne nuit mon vieux papa chéri. »

Je n'avais pas besoin de psychiatre ni de confident. J'avais ma petite fille pour tout ça. J'aurais pu assassiner la terre entière, Chloé aurait pris ma défense, sans marchandage, sans calcul, seule contre tous, elle se serait faite l'avocat du diable parce que le diable lui lisait mieux que personne des bandes dessinées le soir avant qu'elle ne s'endorme pour qu'elle ait moins peur de mourir la nuit venue.

# 15

Deux jours plus tard, je recevais mon patient privilégié Nicolas Royant. Avant qu'il ne prononce la moindre phrase, j'ai attaqué :

« Mon petit paquet de chips, mon chevreuil à l'eucalyptus, aujourd'hui, c'est moi qui ai besoin de vous et de vos conseils. Je refuse d'entendre la moindre de vos jérémiades. Compris ?

— Oui Mon Commandant !

— Bon, je vous explique, jeune tigre déjà fatigué de vivre avant l'heure. Je ne dors plus depuis deux nuits.

— Somnifères ?

— J'en ai pris.

— Et alors ?

— Et alors je suis amoureux.

— …

— Amoureux comme jamais.

— Mince.

— Amoureux pour la toute première fois de mon existence, en fait.

— Ça alors.

— Comme vous dites. Elle est insaisissable. Elle est autoritaire et enivrante. Toxique et saine. Classique et choquante. Son visage change en l'espace de quelques instants et il prend une forme à chaque fois de plus en plus belle.

— Je peux savoir comment vous avez fait sa connaissance ? »

J'ai raconté toute l'histoire à mon camarade accro à l'armée colombienne. J'ai aussi évoqué le métier d'Aurore et son caractère hors du commun.

Au bout d'un long moment, Nicolas a tranché :

« C'est une femme d'affaires. Une femme qui a l'habitude de battre le fer quand il est chaud. Si vous avez la moindre chance Martin, il faut la tenter maintenant. Sinon, vous n'en aurez plus jamais aucune. Imaginez. Vous êtes à une table de poker. Face à vous, il y a visiblement une joueuse professionnelle.

— Et je suis un amateur avec à peine une paire de trois dans les mains.

— À peine.

— Alors ?

— Alors vous n'avez rien à perdre.

— Concrètement, je fais quoi ?

— Vous avez son numéro de portable ?

— Oui.

— Envoyez-lui votre déclaration d'amour par sms. Ça passe ou ça casse. Mais au moins, vous aurez fait tapis.

— Mais je veux la revoir à tout prix. Si je ne la revois pas, je ne garderai en mémoire de son passage près de moi que son allure aux mille et une facettes et son parfum cuivré. Et durant tout le reste de ma vie, je me demanderai si je ne l'ai pas rêvée.

— Très bien. Envoyez-lui ce que vous venez de me dire. C'est parfait.

— Non, c'est vous le professionnel des mots. C'est vous qui m'offrez un bouquin tous les quinze jours. Alors vous allez me pondre un truc remarquable sur-le-champ s'il vous plaît.

— À vos ordres, Caporal-chef. »

Une heure plus tard, en faisant une escale à Dubaï, Aurore Rosier recevait le sms suivant :

« Madame, vous êtes une grande femme d'affaires et moi un petit médecin généraliste. Vous filez autour de la planète, mais, pour toujours, vous avez croisé ma vie l'espace d'un instant. Bref : vous êtes aussi peu que possible la femme qu'il me faut. C'est bien tentant. »

Certes, Aurore avait de nombreux visages mais elle avait aussi plusieurs sourires. À la fin de la lecture de ce sms, elle en esquissa un que personne ne lui connaissait encore.

# 16

Une semaine passa sans la moindre réponse. Je me shootais à la méthadone pour tenir le coup. Ainsi mon cerveau flottait dans un nuage composé d'agréable coton la plupart de la journée. Le samedi, en fin de matinée, alors que j'en avais terminé avec mon dernier patient et que je le raccompagnais vers la sortie, j'ai ouvert la porte de bureau. Là, un parfum m'a rappelé que l'existence pouvait être un truc hypervalable de temps à autre. Une invention olfactive m'a laissé percevoir que parfois des instants valaient la peine de tenir le coup. Très lentement, j'ai relevé ma tête. Aurore Rosier était assise, à côté d'une petite fille d'environ dix ans. Madame portait une robe bleu électrique incroyablement incandescente. Elle m'a regardé avec des yeux clairs et brillants. Plus tard, j'allais découvrir que ses yeux pouvaient tout aussi bien devenir sombres et ténébreux. Elle s'est levée. Elle a dit à l'enfant de rester sage, de ne pas bouger, qu'elle n'en avait pas pour très longtemps.

Dans mon bureau, nous nous sommes retrouvés debout face à face. À juste quelques centimètres l'un de l'autre. Ses yeux crépitaient de vivacité. Son menton en imposait par son arrogance. Sa bouche était généreuse tout en restant élégante. Qui était cette femme ? De quelle étrange planète venait-elle ?

Pourquoi ses pommettes semblaient-elles faire à ce point toute la différence ? Ses lèvres se sont rapprochées de mon oreille et elle a murmuré :

« Docteur, je ne dispose que de très peu de temps. Je vais m'installer sur votre table d'auscultation. Pour la suite, moi qui décide toujours de tout, je ne vais prendre aucune initiative. Vous avez carte blanche pendant quelques minutes, Martin. Je peux vous appeler Martin ? »

J'ai voulu répondre « oui » mais le mot est resté coincé au fond de ma gorge.

Aurore s'est allongée sur le dos. Je me suis placé face à elle. J'ai admiré ses jambes longues et ambrées. J'ai d'abord retiré ses chaussures d'été. Mes mains ont fait la découverte de ses pieds. J'ai pris dans ma bouche l'ensemble de ses orteils. J'ai repoussé sa robe jusqu'à son nombril. J'ai contemplé ses cuisses fermes et généreuses. J'ai déposé de chastes baisers à l'intérieur de celles-ci. Puis, au fur et à mesure, j'ai laissé mes lèvres s'appuyer plus fortement sur sa peau. Plus ça allait, plus Aurore desserrait ses jambes et soulevait peu à peu son bassin. À présent, ma bouche embrassait sa culotte blanche. J'ai entendu ses premiers soupirs. Alors j'ai retiré le petit morceau de tissu. Et j'ai pu constater enfin pleinement le paradis qui s'offrait à moi. Aurore avait pris la décision d'écarter complètement les cuisses à présent afin de m'offrir la vue de son sexe suprême au maximum. C'était un pubis magnifique et mystérieux. Une forêt aussi vaste que luxuriante. J'ai fermé les yeux et rapproché mon visage pour mieux la respirer. J'ai remarqué un mélange de parfum d'huile pour le corps et d'odeur presque animale. Jamais un sexe n'avait dégagé une telle sauvagerie, une telle intensité, un arôme si fascinant ni même un tel parfum de sous-bois. Elle s'est arquée davantage. Et j'ai tout vu. Ses grandes lèvres. Son clitoris à la fois gonflé et émouvant. J'ai bien écarté ses mollets avec mes mains. Et j'ai décidé de commencer par la fin pour conclure avec le meilleur. D'abord ma bouche s'est attardée sur son petit trou. Ensuite ma mâchoire s'est dirigée avec passion vers ses grandes lèvres et l'intérieur de son sexe humide.

J'ai terminé la découverte de ce précieux trésor par son clitoris que j'ai léché et pris dans ma bouche avec tout l'amour du monde. C'est là qu'Aurore m'a mis les mains dans les cheveux. « Continue », a-t-elle soufflé. J'ai poursuivi mes tendres et longues caresses avec ma langue sur l'ensemble de son sexe en prenant soin de toujours finir avec son exquis bouton d'or entre mes lèvres qui ne cessait d'enfler. J'ai senti son ventre se tendre et ses doigts se crisper dans mes cheveux. Elle a gémi avec une voix toute nouvelle : « Ne change rien et ne t'arrête plus. »

J'ai franchement collé ma bouche sur ce point précis et j'ai accéléré la cadence, bien décidé à poursuivre jusqu'à la nuit des temps. Au bout de quelques secondes, elle a empoigné mon cuir chevelu avec férocité, a relevé sa tête pour me voir et a grondé : « Je vais venir. » Alors tout son corps s'est électrisé comme si de nombreuses décharges passaient à l'intérieur d'elle-même. Ensuite, je suis resté longtemps comme ça, le visage coincé entre ses jambes. Aurore m'avait cadenassé dans ses cuisses de fer le temps de reprendre ses esprits et le dessus comme à son habitude.

Quelques minutes plus tard, elle a enfin desserré son étreinte. Je l'ai regardée remettre sa petite culotte puis ses chaussures. Ensemble, nous avons souri en regardant le mince papier de la table d'auscultation qui avait été trempé par nos ébats. Cette femme d'une autre planète m'a demandé un verre d'eau. Elle l'a bu d'une traite. Comme s'il s'agissait d'un luxe ou d'un plaisir ultime. Puis, Aurore m'a salué en me serrant la main :

« Au revoir Docteur. Je trouve que vous êtes un excellent praticien, vraiment. Vous exercez votre métier avec fougue, passion et vous savez faire surgir le bon diagnostic comme peu d'hommes savent le faire. Je dois y aller. Ma fille cadette m'attend. Non contente d'être une femme d'affaires, je suis aussi une mère de famille irréprochable.

— Au revoir Madame Rosier. Vous ausculter a été un véritable plaisir.

— Et moi je me sens beaucoup mieux grâce à vous. J'avais un début de migraine atroce qui a totalement disparu.

— Si j'ai pu vous être utile.

— Vous l'avez été. J'ai même les jambes qui tremblent encore un peu. À bientôt, peut-être, ou pas. »

Je me suis assis dans mon fauteuil. J'ai retrouvé un vieux paquet de clopes. J'ai allumé une cigarette. Bien sûr, la vie ne nous faisait pas de cadeau et cette pute se débrouillait pour que ça se termine toujours mal le soir venu depuis la nuit des temps. Mais tout de même. Il fallait avouer que, parfois, au cours d'une existence, on pouvait mettre un visage entre les cuisses d'une femme comme Aurore Rosier, être au chaud, se sentir bien, à l'abri, comme un gosse le soir de Noël, comme le plus heureux des êtres qui peuplent le système solaire. Et même tellement plus que ça.

# 17

La confrontation entre le médecin et son patient est la rencontre de deux menteurs. Le praticien ne va pas tout dire. Il va juste énoncer des faits pour rassurer le malade et l'emmener dans une direction qui sera la bonne pour sa santé. Quant au patient, il ne dira jamais toute la vérité au soignant de peur de se retrouver dans une situation d'extrême dépendance vis-à-vis de lui. Il va donc accumuler les petits mensonges par omission. Et ça peut parfois devenir un jeu dangereux. Un peu comme une partie de black jack à la seule différence que c'est une vie que l'on pose sur le tapis vert.

Exemple avec M. Konaté, un vieux Malien que je suis depuis vingt ans. Son taux de diabète devient depuis quelques mois aussi dangereux que catastrophique. Je lui ai prescrit tous les médicaments possibles sans aucun résultat vraiment valable. Or un nouveau produit, avec une nouvelle molécule, vient tout juste d'être autorisé à la vente sur le marché français. Le problème se pointe maintenant. Comme la molécule s'avère hyperefficace, elle est aussi surpuissante. Et elle possède un risque d'effet secondaire conséquent : la pancréatite. Bien sûr, il est possible d'éviter tout risque en ne buvant pas la moindre goutte d'alcool.

Et M. Konaté me jure sur la sainte Bible qu'il n'a pas bu une seule goutte d'alcool depuis deux ans.

« Je ne demande qu'à vous croire Monsieur Konaté. Mais j'ai le résultat de vos dernières analyses de sang.

— Et alors ?

— Et alors vous savez ce que c'est les triglycérides ?

— Pas vraiment.

— C'est le taux qui monte en flèche lorsqu'on consomme du rhum. Et vos triglycérides dépassent de six fois le maximum autorisé.

— Mais je ne bois pas Docteur. Pas la moindre goutte.

— Mais je ne demande qu'à vous croire. Le problème est le suivant Monsieur Konaté. J'ai un tout nouveau médicament efficace contre le diabète. Ça pourrait vous sauver.

— Alors donnez-le-moi.

— Oui mais ça pourrait vous tuer aussi.

— Comment ça ?

— Le principal effet secondaire de ce nouveau remède, c'est la pancréatite. Et si l'on consomme de l'alcool, on risque fort la pancréatite, donc la mort. Vous comprenez ?

— Je vois.

— Je ne cherche pas à jouer au petit flic Monsieur Konaté. Mon Dieu, si vous avez envie de picoler, alors faites-le mais dites-le-moi que je ne vous assassine pas en vous prescrivant ce truc en pensant bien faire.

— Je crois que je vais attendre qu'ils fabriquent encore un autre médicament, Docteur.

— Très bon choix. On va tenir le coup jusque-là. On va s'en sortir. C'est promis.

— Merci Docteur. Je vous dois quelque chose ?

— Rien du tout. Juste votre carte Vitale. C'est la famille ici. »

# 18

Deux jours plus tard, le hasard m'a remercié d'avoir pris soin de M. Konaté. Il a pris la forme d'un facteur qui s'est pointé dans mon cabinet avec un recommandé. À l'intérieur de cette lettre, il y avait un aller-retour en première classe pour Tunis ainsi que le petit mot suivant :

« Cher Docteur, une fois arrivé à destination, une voiture vous attendra à l'aéroport. Nous allons nous retrouver dans un bel endroit pour le week-end. Bien à vous. Aurore Rosier. »

Sans réfléchir une seule seconde, je téléphonai directement à Ariane :

« C'est moi mon amour.

— Que se passe-t-il ?

— Rien de grave. J'ai complètement oublié de te prévenir qu'un congrès pharmaceutique se déroule ce week-end à Antibes.

— Et alors ?

— Et alors comme Benoit y va, j'ai décidé de l'accompagner.

— Mais tu détestes ce genre de truc normalement !

— Oui mais là, nous sommes logés au Belles-Rives. C'est un hôtel que j'aime par-dessus tout. Tu le sais bien.

— Très bien. Si ça peut te faire plaisir.

— Très plaisir, ça va me changer les idées.

— Ok. Je rentre à 21 h 00. On se retrouve à la maison ?

— Sans faute. À ce soir mon amour.

— À ce soir. »

En ce qui concerne les relations amoureuses, mon plus grand exploit avait été de sortir avec la fille du moniteur de ski l'année de ma troisième étoile. Et je me retrouvais, moi, le novice, à faire une partie d'échecs sentimentale avec Aurore Rosier, la Garry Kasparov des passions foudroyantes. J'ai appelé au secours ce lapin argenté de Nicolas Royant. Il a été direct et fort concis : « Deux choses. La première, soyez curieux, écoutez-la, relancez-la, faites en sorte de vraiment la découvrir. La seconde, lorsque ce sera à vous de parler, un seul conseil : soyez bavard. Cela vous évitera le trac, les temps morts et tout le reste. Et plus vous serez bavard, plus elle aura envie de vous poser des questions. Ce qui tombe plutôt bien parce que c'est la définition d'un échange, d'une conversation entre deux êtres humains dignes de ce nom. Une personne qui écoute la réponse d'une autre personne et inversement, on n'est plus habitué à ça de nos jours. Mais vous allez voir, c'est très agréable de pas livrer uniquement des bandes-annonces de soi-même. Il existe même parfois quelque chose de fabuleux à caresser sa cervelle contre celle de quelqu'un d'autre. »

# 19

J'ai emporté à l'intérieur de ma trousse de toilette deux boîtes de Viagra. Je tenais à assurer mes arrières. À être au maximum de ma forme. Un premier pour bander. Un deuxième pour durer. Je connaissais ça mieux que personne. C'était l'un des rares avantages de faire partie du milieu et de pouvoir accueillir avec sympathie les représentants pharmaceutiques. Avec Aurore, je jouais en Ligue des champions. Il fallait se parer à toutes sortes d'éventualités et au temps additionnel.

Le samedi matin, j'ai pris un Taxi Bleu classe affaires pour Orly sud. J'ai voyagé avec Air France en Business dans un luxe impeccable. Au sortir de l'avion, une jeune femme m'attendait avec mon nom inscrit sur une tablette. Elle m'a installé dans un salon cosy puis m'a informé qu'elle allait s'occuper de toutes les formalités après m'avoir offert un jus de fruit.

Ensuite, j'ai vécu un rêve éveillé. C'est pour commencer une limousine qui m'emmène dans un merveilleux palace. Je pénètre dans le hall et mon œil est saisi par les proportions vertigineuses du plafond et de sa coupole. Un incroyable balcon tourne tout autour de l'entrée. Il est orné d'œuvres d'art de grandioses dimensions. La vue s'étend jusqu'au parc et vers l'immense piscine.

On me dirige vers ma suite qui se trouve au dernier étage. Elle est féerique. Elle propose un panorama splendide sur la médina, le lac et les collines avoisinantes. Les meubles sont incrustés de nacre.

La salle de bains possède une baignoire ronde avec un jacuzzi qui me semble convenir parfaitement à l'éventuel érotisme d'Aurore Rosier. On m'informe que je dispose de mon propre majordome.

J'enfile un maillot de bain, un peignoir en satin et me dirige vers le spa. Je découvre un lieu improbable et gigantesque. Un véritable sanctuaire des sens. Je me commande un massage pour le dos. Une jolie jeune femme me guide vers une pièce magnifique à l'éclairage tamisé. Je passe trente minutes de pure magie. En retournant dans la suite, le majordome m'informe que

M$^{me}$ Rosier m'attendra au restaurant panoramique pour 20 h 00.

Alors, l'espace de quelques secondes, j'ai la sensation, fort agréable d'ailleurs, d'être cette sublime pute rousse dans *Pretty woman*. Mais une prostituée quelque peu différente des autres. Une prostituée de cinquante ans, qui commence à perdre ses cheveux au point qu'on les devine à présent clairsemés, qui est obligé d'acheter depuis quelques mois des chemises XL afin de masquer sa brioche et qui risque d'avoir honte de son corps si demain matin il doit se réveiller dans le même lit qu'Aurore, honte de son haleine fétide d'homme âgé comme de ses fesses et de sa chair à présent flasque.

# 20

M$^{me}$ Rosier est arrivée en retard. J'ai même cru à un moment que tout cela n'était qu'une terrible farce et que je ne la reverrais plus jamais. Et puis je l'ai vue venir de loin. Elle me souriait. Tranquillement. Un sourire qui n'était destiné qu'à moi-même mais qui aurait pu réconforter la terre entière. Elle portait une longue robe noire et un minuscule sac à main. Vraisemblablement la robe d'un grand couturier. Elle semblait à la fois inaccessible et heureuse de me voir. Elle m'a embrassé sur le front. Elle a pris place en face de moi. Elle a commencé direct sans même que je m'en aperçoive :

« Officiellement, pour votre femme, vous êtes censé vous trouver où ?

— À un congrès pharmaceutique.

— Logique.

— Facile même, je dirais. Et vous ?

— Moi, je suis où je veux, quand je veux. Depuis que je n'adresse plus la parole à mon mari, les choses sont devenues plus simples d'un seul coup.

— Pas mal non plus. »

Au début du repas, je ne cesse de l'interroger sur sa multinationale. Elle semble un peu flattée que je me sois documenté à ce point. Nous entamons notre première bouteille de vin rouge.

Assez vite, elle cesse de répondre à mes questions et décide d'inverser les rôles. Visiblement, ça ne l'intéresse pas tant que ça d'évoquer son succès professionnel. Parce que tous les journaux le font. Parce qu'elle passe sa vie à ça et que ce soir, elle refuse de passer une soirée comme les autres. Alors elle décide de s'intéresser à moi. Aussi étrange que cela puisse paraître. Elle me passe au crible. J'ai l'impression de vivre le plus charmant et sensuel des entretiens d'embauche. À chaque question qu'Aurore me pose, je réalise qu'elle écoute véritablement mes réponses, qu'elle les boit, qu'elle analyse la moindre de mes paroles. Je décide donc de me comporter en étant d'une franchise absolue. Pour commencer, elle a bien sûr voulu savoir pourquoi j'avais choisi ce métier. J'ai été cash. Quitte à la décevoir un peu.

« Faire médecine, en ce qui me concerne, a juste été, au départ, un fâcheux accident. Ça n'avait jamais représenté un désir, une envie et encore moins une vocation. Mes résultats scolaires étaient convenables au lycée. Mais je passais l'intégralité de mes nuits à jouer aux cartes. En terminale, j'ai dû choisir une filière. J'avais à peine seize ans. Et j'ai décrété un beau matin que j'allais devenir vétérinaire. Hélas, à l'époque, il y avait très peu d'écoles en France, les places étaient chères, difficiles d'accès, et mon dossier a été rejeté. Quelques minutes après avoir pris connaissance de ce refus, j'ai pensé : qu'importe, je vais faire médecine et je passerai le concours en candidat libre. Je m'étais figuré que l'être humain était un animal comme les autres et que j'allais apprendre en faculté le même programme que pour soigner les bêtes. À savoir la biochimie, la biologie, la biochimie cellulaire et tout le reste. En fin de deuxième année, sûr de moi, je passe à nouveau ce fameux concours pour devenir vétérinaire. Résultat catastrophique. Je ne me plante pas un peu. Je me plante dans les grandes largeurs, complètement, de façon totale et absolue. J'ai découvert ce jour-là que le talent n'était rien à côté d'une sale manie : le travail. En revanche, j'avais très bien réussi le concours de médecine. J'ai donc décidé de poursuivre dans cette voie.

— Et puis ?

— Et puis j'ai passé deux années terribles dans un hôpital. Mais ce sera pour une autre fois. Et vous ? » lui ai-je demandé.

Elle m'a répondu qu'au départ, sa passion c'était tout simplement les tissus, les tissus artisanaux. Assez vite, tout cela était devenu international. Puis, a-t-elle murmuré, avec presque un peu de honte, « à présent une femme sur cinq porte un textile de ma propre marque à l'heure où nous parlons. »

Au dessert, elle m'a demandé :

« C'est la première fois que vous commettez l'adultère ?

— Non. Mais c'est la première fois que…

— Chut.

— Pourquoi ?

— Ne dites rien.

— Pourquoi ?

— Parce que ça n'en vaut pas la peine.

— Tant pis. Pour moi, c'est précieux. Vous m'avez donné vie, Aurore. Voilà tout.

— Voyez-vous ça.

— Habituellement, je ne ressens rien pour personne.

— Mon pauvre ami.

— Moquez-vous.

— Vous ne savez pas qui je suis. Personne ne sait qui je suis. Même moi, souvent, je me pose la question.

— Il n'empêche.

— …

— Vivement que ce dîner se termine.

— On file ?

— On file grave. »

# 21

Aurore me demande de retirer l'ensemble de mes vêtements et de m'allonger sur le lit. Je m'exécute. Elle pénètre dans la salle de bains. Elle en ressort totalement nue. Elle se place face à moi. Elle est grande. Elle a des épaules fines et délicates. Des seins imposants, fermes et fort gracieux. Un petit ventre à la fois gracile et émouvant. Un pubis étincelant. Des jambes longues et ravissantes.

Elle monte sur moi en faisant avancer son corps jusqu'à ce que je me retrouve avec sa toison contre mes lèvres. Je la dévore avec précaution. Afin d'éviter qu'elle ne vienne trop vite, j'embrasse la totalité de son sexe. Elle bouge avec lenteur son bassin. Elle le fait aller et venir sur l'ensemble de mon visage. Le parfum de son odeur secrète possède le don de m'enivrer à l'extrême.

Quelques minutes plus tard, elle est redescendue pour prendre ma verge et l'enfoncer dans sa chatte étroite. Il a fallu compter une poignée de secondes pour que je me retrouve jusqu'aux tréfonds de son intimité. Sans bouger, nous nous sommes regardés longtemps sans nous quitter des yeux. Ensuite, nous avons baisé avec précaution, centimètre après centimètre.

Lorsque j'arrivais au bout d'Aurore, elle me demandait de rester ainsi, sans effectuer le moindre mouvement supplémentaire. Pendant des minutes et des minutes entières.

Au lit également, c'était Aurore qui donnait le tempo, qui décidait des positions et qui, ce soir-là, avait choisi de me chevaucher. Moi, je me contentais de me mordre l'intérieur des joues pour ne pas éjaculer comme un adolescent dans les toilettes de son lycée de province.

« Alors, comme ça, c'est très fort ce que tu ressens pour moi ? m'a-t-elle soufflé d'une voix rauque en continuant à califourchon sur mon corps de plus en plus intensément.

— Oui vraiment.

— Fort comment ?

— Comme de l'amour.

— Alors dis-le-moi.

— …

— Dis-moi que tu m'aimes, ça va me faire venir.

— Je t'aime Aurore. Comme un fou.

— Continue. Parle-moi.

— Tu me rends dingue. Je n'ai jamais ressenti ça de toute ma vie.

— Je vais venir.

— Jouis, mon amour ! Jouis, Je t'aime plus que tout.

— C'est vrai ?

— Oh oui putain. Je t'aime Aurore. Je t'aime à en crever.

— Je jouis !!!

— Viens mon amour ! C'est dingue ce que je ressens pour toi.

— Je viens encore !

— Viens ma femme adorée. Je t'aime comme un fou !

— Je viens encore, c'est pas possible !

— Je t'aime comme à douze ans. »

Juste après son orgasme à répétition, Aurore s'est écroulée sur moi comme un pantin immobile et désarticulé. J'avais joui également. Au même moment qu'elle.

J'ai pensé qu'au final, nous étions peut-être un peu faits pour nous entendre, elle et moi.

Ce n'est que bien plus tard, dans la nuit, qu'a eu lieu notre premier baiser. Nous étions installés dans le canapé de notre suite. Mon étoile filante m'a demandé de poursuivre le récit de ma décennie d'études en médecine. Je lui ai raconté mes années en tant qu'externe à l'hôpital Saint-Louis. Je lui ai fait part de ma découverte du grotesque et terrible monde du mandarinat, à savoir de ces professeurs tyranniques qui se considéraient comme l'élite du personnel soignant et qui se faisaient fort d'exercer sur vous une immense pression intellectuelle. Ils choisissaient leurs assistants et leurs chefs de clinique. Le système s'avérait complètement pyramidal. Ces professeurs étaient tous fous à lier. Le mien se prenait même pour Napoléon. Il portait une redingote. Il avait même toujours sa main gauche collée sur son foie. Cet homme-là était un chirurgien catastrophique. C'est sous ses ordres que j'avais effectué mon premier stage. Ce dingue expérimentait des nouvelles techniques opératoires qui se terminaient le plus souvent en carnage. J'ai assisté à ses opérations. Jusqu'à mon dernier souffle, je conserverai en mémoire ces ventres et ces thorax ouverts. Souvent, il s'agissait de malades alcooliques atteints de cirrhose. De pauvres gens solitaires. Sans famille. Je les retrouvais dans leur lit à la sortie du bloc. Ils mouraient dans mes bras. Sous mes yeux. Je tentais de comprimer leurs hémorragies avec des bandes et des compresses. Mais c'était perdu d'avance. Je finissais la blouse pleine de sang. Leurs agonies me hantent encore. J'avais juste vingt ans.

Aurore m'a regardé longtemps après que je me suis tu. Je l'ai vue changer de visage à nouveau et se pencher vers moi. Son expression était douce cette fois-ci. D'une tendresse extrême. Elle a commencé à m'embrasser maladroitement sur le coin des lèvres. Puis sur la bouche. Puis nos langues ont fini par s'entremêler.

Enfin nos baisers sont devenus fous, mordants, pleins de salive, de fureur et de frénésie. Et nous avons recommencé à faire l'amour au même rythme que nos bouches.

À l'aube, je me suis endormi un peu, la tête sur son ventre. Sa main caressait mes cheveux. Et je ne voyais pas ce qui pouvait m'arriver de mieux en ce bas monde.

# 22

À mon réveil, ma scandaleuse comète avait disparu. Un mot se trouvait tout de même sur le rebord de la table de nuit pour me dire qu'elle avait une importante réunion dans un autre hôtel à l'autre bout de la ville. Nous devions nous retrouver en début d'après-midi. Qu'importe, je suis allé dans le minibar et, en guise de petit-déjeuner, je me suis ouvert une bouteille de champagne sur la terrasse de notre divine chambre.

Ce matin-là, je n'avais pas l'impression d'avoir trompé Ariane. J'avais juste le sentiment que chacun de mes organes ressentait quelque chose. Que j'existais pleinement. Je me tenais au seuil de l'instant, debout, comme une victoire. Même si mon adultère devait s'arrêter demain, Aurore m'avait offert assez de moments inouïs d'amour physique et spirituel pour que je puisse vivre mille ans. J'avais ces images à présent au fronton de ma mémoire et ce trésor, personne ne pourrait venir me l'enlever.

Je le conserverais jusqu'à mon ultime seconde. Alors, sur ce balcon, seul, dans ces premières heures de la matinée, j'étais fier de mes courbatures et, à chaque gorgée de champagne, une goutte du tableau étourdissant de la nuit précédente, avec délice, envahissait ma bouche pour finir par exploser à la surface de mon palais.

## 23

Patience, l'addition arrive. Calme et profonde. J'ai payé ma dette dès le dimanche soir à peine rentré chez moi. Les enfants étaient déjà couchés. Ariane m'attendait dans la cuisine avec une bouteille de vin blanc bien entamée devant elle. Je me suis installé face à ma femme. Elle a allumé une cigarette. Elle a articulé froidement :

« Chloé a été malade ce week-end.

— Rien de grave ?

— Non. Rien de bien méchant. Mais du coup, elle tenait à tout prix à te parler. Alors, comme ton portable ne répondait pas, j'ai appelé l'hôtel Belles-Rives.

— Mauvaise idée.

— Comme tu dis.

— Tu veux que je t'explique ?

— Non. Je ne veux plus rien entendre.

— Ne t'emballe pas s'il te plaît.

— Je ne m'emballe pas. Au contraire, je suis très calme. Très sereine. J'ai eu quarante-huit heures pour réfléchir. Et je veux que tu quittes la maison dès ce soir.

— Mais Antoine et Chloé ?

— Pour Antoine, tu n'existes déjà plus. En ce qui concerne Chloé, nous verrons. »

Je me suis levé. Je suis allé dans notre chambre. J'ai ouvert une valise. J'ai mis quelques vêtements sans trop penser à ce que je faisais.

J'ai pénétré doucement dans la chambre de ma fille. Elle dormait. J'ai respiré ses cheveux pour me donner du courage. J'ai quitté l'appartement sans un regard pour Ariane.

Le chauffeur de taxi m'a demandé où nous allions. Je n'en avais pas la moindre idée. Alors, je l'ai sondé :

« Est-ce que vous avez un hôtel préféré dans Paris ?

— Le Lutétia, il a murmuré.

— Alors va pour le Lutétia. »

Au comptoir de l'hôtel, on m'a donné le choix entre une petite chambre et une suite nuptiale. J'ai opté pour la suite nuptiale. Il faut toujours être élégant lorsque le malheur arrive.

Je me suis retrouvé tout seul assis sur ce grand lit. Pendant ces deux jours en Tunisie, j'avais découvert que les principes d'Aurore étaient l'indépendance, l'autorité, l'instinct, la soif de contrôle, le goût de la liberté et le mouvement permanent vers toutes les formes d'interdit. Si j'avais dû lui attribuer une devise c'était bien celle de toujours faire le maximum pour tenter de savoir jusqu'où l'on pouvait aller trop loin.

De mon côté, la chose était plus simple. Parce que les existences sont drôlement fabriquées. On les construit avec de solides bases. Un mariage, un foyer, des enfants, l'achat d'un appartement commun, d'une résidence secondaire, des vacances entre amis, une petite fille qu'on adore, un emprunt sur d'innombrables années.

Et puis d'un seul coup, à cause d'une robe bleu électrique et d'un regard pour lequel on accepterait de mourir sur place, tout bascule. En quelques minutes. Quinze ans de vie commune sont fauchés en une poignée de secondes.



Vous vous levez un matin et le soir venu, vous n'avez nulle part où dormir. Et que va devenir votre nouvelle destinée ? A-t-elle au moins une seule chance de déboucher sur quelque chose ? Non, probablement pas. On sait très bien que l'histoire va mal se terminer et qu'on va finir par crever d'amour sous un soleil diabolique avec un dernier sourire aux lèvres malgré tout.

# 24

Le jeudi midi, alors que je venais de terminer mes consultations matinales, la porte de mon bureau s'est grande ouverte et Chloé est venue se précipiter dans mes bras. Elle m'a dit que sa mère l'avait déposée en voiture et qu'il fallait que je la raccompagne à l'école pour 13 h 30. Nous avons déjeuné dans un japonais près de l'Odéon qui se trouve être son restaurant préféré. À la fin du repas, ma fille a sorti de son cartable avec précaution un beau dessin. Au premier plan, on voyait du sable, et puis la mer et enfin le soleil. Chloé m'a expliqué :

« J'ai voulu dessiner l'aube en hommage à Aurore.

— Pourquoi l'aube ?

— Parce que l'aurore, ça veut dire l'aube.

— Oh, tu es merveilleuse ma Chloé. Vraiment merveilleuse. C'est un très beau cadeau. Tu peux compter sur moi pour le lui donner.

— Tu reviens bientôt à la maison ?

— Pas tout de suite mon amour. C'est compliqué.

— Je peux en parler à maman tu sais.

— Non. Ce n'est pas à toi de t'occuper de ce genre de chose ma chérie. Ce sont des conneries d'adultes.

— Tu me manques papa.

— Toi aussi mon amour.

— Maman est triste, tu sais. Elle ne mange quasiment plus rien. C'est la déprime totale.

— Tout va s'arranger avec le temps. Je te le promets.

— Et Aurore, je la vois quand ?

— Elle travaille beaucoup mon ange.

— Qu'est-ce qu'elle fait dans la vie ?

— Elle dirige une gigantesque entreprise.

— Waouh !

— Comme tu dis.

— Et tu vas quitter maman pour ça ?

— Ce n'est pas prévu pour l'instant ma Chloé.

— En tous les cas, si tu divorces, moi je t'aimerai toujours autant. Et même plus.

— Pourquoi plus ?

— Parce que tout le monde va te détester. Donc, moi, je t'aimerai encore plus. Pour compenser un peu. »

# 25

Mon premier rendez-vous du lendemain matin fut un rendez-vous très étonnant. Une jolie jeune femme est arrivée en larmes dans mon bureau. Elle n'arrêtait pas de se moucher. Elle avait le nez rouge de tristesse. Je lui ai servi un verre d'eau et lui ai donné un léger calmant. J'ai attendu qu'elle reprenne un peu ses esprits. Et puis j'ai commencé :

« Que vous arrive-t-il mademoiselle ? C'est si grave que ça ?

— J'ai découvert il y a deux jours que mon mari me trompait, m'avoua-t-elle entre deux sanglots.

— Allez-y. Je vous écoute.

— Je m'étais rendue à la gymnastique comme toutes les semaines mais arrivée là-bas, j'ai constaté que mon cours était annulé. Alors je suis rentrée chez moi deux heures plus tôt.

Et j'ai surpris mon enfoiré d'époux dans notre lit conjugal en train de faire l'amour avec une amie.

— Une amie proche ?

— Oui.

— Et alors ?

— Et alors quoi ?

— Je ne vois pas le problème.

— Vous rigolez !

— Pas du tout. C'est la plus vieille histoire de tous les temps, vous savez. Tout le monde trompe tout le monde. La monogamie n'est qu'une risible invention judéo-chrétienne pour tenter de nous faire croire le contraire. Mais il faut bien que le corps exulte.

— Qu'est-ce que je dois faire alors ? Je ne dors plus. Je suis en larmes constamment. C'est l'objet de ma visite. J'ai besoin d'aide Docteur.

— Patience, ça arrive. Votre mari, vous voulez qu'il mesure la monstruosité de son acte ?

— Évidemment.

— Alors, vous devez commencer par faire une chose. Cessez de vous répandre comme vous le faites. Arrêtez de faire pitié et donnez envie si vous voulez le faire souffrir. Soyez belle comme jamais. Insaisissable. Indifférente.

— Comment faire ?

— Vous-même, il vous est déjà sans doute arrivé de fantasmer sur quelqu'un d'autre ?

— Oui, bien sûr.

— Eh bien contactez cette personne et passez à l'action. Vous verrez, vous vous sentirez tout de suite beaucoup mieux après l'avoir fait. Vous aurez le cœur léger. Et vous verrez même d'un autre œil la légère incartade de votre cher époux.

— C'est aussi simple que ça ?

— Non. Mais c'est un bon début. Ensuite, il faut faire plus. Ensuite, il faut lui faire payer au centuple ce qu'il vous a fait. Il vous a trompée avec l'une de vos amies, c'est bien ça ?

— Oui.

— Cette femme a-t-elle quelqu'un dans sa vie ?

— Oui.

— Des enfants ?

— Aussi.

— Alors prévenez son compagnon et ses gosses. Faites-en des tonnes.

— Juste une dernière question.

— Je vous écoute.

— En ce qui concerne mon éventuel adultère.

— Oui.

— L'homme auquel je pense n'est pas disponible. Et je doute fort que ses sentiments soient réciproques.

— Qu'à cela ne tienne! J'ai quelqu'un d'autre pour vous. Disponible sur-le-champ. C'est un grand littéraire. Un type formidable et bel homme en plus. Approchez-vous de mon écran d'ordinateur, je vais vous montrer sa photo. »

J'ai ouvert la page Facebook de Nicolas Royant et j'ai fait découvrir à ma patiente sa jolie petite gueule. Elle a semblé charmée. « Et vous croyez qu'il sera d'accord », a-t-elle susurré en retrouvant des couleurs. J'ai pris un cliché du visage de ma jeune femme trompée. Et j'ai téléphoné à mon vif acrobate après lui avoir envoyé. L'appel a duré à peine deux minutes. « Il arrive dans moins d'un quart d'heure », ai-je souri. « Mais nous allons faire ça où? », s'est-elle exclamée. « Dans mon bureau et dans très peu de temps. Vous ne devez plus tergiverser. Vous devez vous venger tout de suite, ici et maintenant. »

« Et vous, vous allez faire quoi pendant ce temps-là?

— J'irai prendre un café au bistrot d'en face. À moins que vous possédiez un autre fantasme.

— ...

— Celui qu'un homme d'âge mûr vous regarde en train de faire l'amour, par exemple.

— Non, Docteur. Je ne crois pas que je pourrais. C'est tellement énorme, déjà, tout ce que je m'apprête à faire. C'est si rapide.

— Il faut jouer vite dans l'existence, jeune fille. C'est comme à la roulette d'un casino.

— Hortense, je crois que vous pouvez m'appeler par mon prénom maintenant. Et je fais quoi, moi, pendant ce long quart d'heure ?

— Restez là. Je m'occupe de tout. »

Je suis sorti de mon cabinet. Il y avait deux personnes dans la salle d'attente. Je leur ai annoncé d'une voix grave que j'avais une importante urgence médicale à traiter et que je serais indisponible pendant une heure. Puis je suis retourné voir ma patiente :

« Je peux vous donner un conseil avant que notre chevalier arrive ?

— Oh que oui.

— Toute la rage, tout le ressentiment, toute la haine, toute la colère que vous avez accumulés depuis ces deux derniers jours, transformez-les en plaisir fou avec votre nouveau partenaire de jeu. Lâchez-vous. Soyez dingue comme jamais. Sexuelle comme vous ne l'avez jamais été. »

On a frappé. C'était mon petit apache. Il avait encore les cheveux humides de sa récente douche. Il s'est approché doucement d'Hortense et lui a tendu la main :

« Bonjour, je m'appelle Nicolas.

— Hortense.

— C'est très joli comme prénom. Comment allez-vous ? »

J'ai stoppé immédiatement ce début de mascarade :

« On arrête ça tout de suite les enfants. On se moque de comment vous vous appelez. On s'en tape de savoir si Hortense c'est joli comme prénom. Et Nicolas, ne lui demande pas si elle va bien ! D'après toi, si elle est venue en larmes jusqu'ici, est-ce que c'est parce qu'elle se trouve au meilleur de sa forme ! Alors je vais vous laisser seuls tous les deux mais avant, histoire de mieux faire connaissance, vous allez commencer en vous roulant une pelle phénoménale ! » Hortense s'est mise à rougir. C'était une grande fille mince au visage enfantin, à la peau pâle et aux cheveux roux. Nicolas a pris les choses en main. Et pas qu'un peu. Hortense a suivi le mouvement. De plus en plus réceptive et même franchement entreprenante.

Je me suis éclipsé au moment où mon jeune héros avait introduit sa main à l'intérieur du jean de ma patiente. Je suis revenu trente minutes plus tard. En ouvrant lentement la porte de mon bureau, j'ai découvert Nicolas qui prenait sur mon parquet Hortense en levrette de manière totalement frénétique. Ses deux mains empoignaient ses fesses menues et le visage de la jeune femme cognait contre le sol. Les yeux clos, elle poussait à chaque coup reçu à l'intérieur de son corps des cris aigus qui laissaient deviner un plaisir extatique.

Cela m'a ému. J'étais fier de la façon dont j'exerçais mon métier et de Nicolas, mon sensationnel panda lumineux.

# 26

J'ai passé cinq journées interminables sans la moindre nouvelle d'Aurore Rosier. Au mieux, je n'écoutais pas mes patients. Je me contentais de glisser par-ci par-là une question ciblée, de reprendre un détail quelconque, de formuler une banale précision. Au pire, J'étais désagréable et agressif. Lorsqu'on venait me demander de l'Augmentin pour une bronchite, je refusais de le prescrire. Je leur disais de prendre de l'aspirine, du citron chaud avec du miel et d'aller au diable. Je commençais à être dans un état de manque absolu. Pire, je me trouvais dans une dépendance totale. Et je connais les effets pervers de la dépendance : manque de confiance en soi, impossibilité de penser à autre chose, vulnérabilité maladive.

Je décidai de contacter mon ami littéraire afin qu'il me confectionne un second sms à lui envoyer.

Quelques minutes plus tard, avec son aide, j'écrivais ceci :

« Aurore, vous avez surgi dans mon existence comme une extraterrestre avec la grâce d'une fée translucide. On déjeune ? »

La réponse fut immédiate :

« Demain. 14 h 30. À vous de choisir le lieu. »

# 27

J'avais donné comme adresse le restaurant du Lutétia. Elle est arrivée le portable collé à son oreille. Elle avait encore changé d'aspect. Son visage surtout. Je découvrais les traits d'une femme froide, sévère et redoutable qui s'avançait vers moi. Elle s'est assise en me montrant le téléphone avec un air sombre et désolé. Visiblement, cette conversation ne pouvait pas attendre. C'était en anglais. Elle parlait avec un accent impeccable. À la fin de la discussion, elle a posé son iPhone sur la table et son expression s'est métamorphosée. Elle m'a souri comme si ce coup de fil n'avait jamais eu lieu.

« Comment va notre charmant médecin ? m'a-t-elle demandé.

— Votre charmant médecin vient de quitter son domicile conjugal.

— Et pour quelles raisons ?

— Pour s'installer dans la suite nuptiale de cet ancestral hôtel. C'était ça ou une chambre de bonne. Je n'ai pas hésité une seule seconde.

— Pourquoi avoir quitté votre femme ?

— Ce n'est pas très important.

— Si, c'est important. Je ne vous ai jamais rien promis, Martin.

Il y a mon travail, mon foyer, mes enfants, mes fréquentations, mes rares amis et... vous, oui, peut-être, vous, un peu. Et certes, mon mari, cet imbécile, qui a fait une belle connerie. Mais je pourrais aussi vous dire toutes celles que j'ai faites en me protégeant. En plus, Patrick a toujours été un père formidable. Ça pèse dans la balance puisque je suis très souvent absente à cause de mon métier.

— ...

— Écoutez Martin, je vous aime beaucoup.

— Oh la terrible phrase.

— Qu'importe, c'est un fait. Vous devez savoir que, de mon côté, je ne quitterai jamais le domicile conjugal.

— Je ne vous ai rien demandé.

— J'aime trop mes enfants. Vous comprenez ?

— Je comprends tout à fait. »

# 28

À la fin du repas, elle m'a demandé tout de même de lui faire visiter mes nouveaux appartements. Une fois dans la chambre, elle a retiré son manteau et s'est allongée sur le ventre dans mon lit. J'ai soulevé sa robe en soie pourpre avec délicatesse. J'ai retiré sa culotte en dentelle. J'ai découvert à nouveau ses fesses sublimes et généreuses. Des fesses éblouissantes et angéliques. Des fesses offertes. En pleine force de l'âge. Je les ai embrassées. Puis nous avons fait l'amour. Avec une infinie lenteur. En savourant chacun de nos mouvements.

Après avoir joui, ma princesse moderne s'est endormie. J'en ai profité pour me familiariser petit à petit avec son corps. J'ai pris tout mon temps. Comme un gourmet qui en redemande. J'ai commencé par noyer mon visage dans sa chevelure. Puis j'ai découvert ses épaules de jeune fille. Son cou gracile. Sa poitrine fière et majestueuse. Ses tétons bruns et pointus. Ses avant-bras au pelage de petit garçon. Son ventre si doux. Sa peau foncée. Elle s'est retournée dans son sommeil. Alors j'ai contemplé ses fesses voluptueuses et plus blanches que le reste de son anatomie. J'ai bien observé ses mollets d'adolescente. Ses cuisses de merveilleuse femme fatale. J'ai fait le compte de tous ses grains de beauté. J'ai pris un plaisir fou à l'apprendre par cœur, parcelle après parcelle. Je voulais la découvrir, la parcourir, l'apprendre et l'aimer entièrement. De la pointe de son dernier orteil jusqu'à la racine de son premier cheveu. Je voulais la vivre comme si c'était la dernière fois.

À son réveil, elle m'a dit : « J'ai un avion à prendre. Il faut que je m'en aille. » Je l'ai regardée se revêtir à la hâte avec tristesse. Elle m'a embrassé chastement sur la bouche et elle m'a murmuré l'odieuse phrase suivante : « On reste en contact. » Comment c'était possible de prononcer une phrase pareille avec tout ce que j'éprouvais pour elle ? Je me suis retrouvé à nouveau seul dans ma suite nuptiale, assis sur ce lit redevenu trop grand. J'ai ressenti ce que les maîtresses d'hommes mariés de la terre entière et les femmes de marins devaient endurer si souvent. À savoir un vide immense dans le ventre que seul un improbable sms pourrait réussir à combler.

Vous savez, ce fameux sms qu'on attend plus que tout au monde et qui n'arrive jamais.

# 29

Dix jours sans nouvelles. Je ne vis plus, je respire à peine. Je suis en pilotage automatique. Je m'enfile des montagnes de benzodiazépines et de dérivés morphiniques. Je commence l'alcool dès le matin. Une bouteille de gin dans le tiroir de mon bureau. Je n'aime pas particulièrement le gin. Mais c'est le seul alcool qui ne sent rien et qui ne provoque pas de mauvaise haleine. Tous les médecins vous le diront. J'ai rendez-vous avec Nicolas Royant. Pour une fois, je le découvre qui débarque dans mon cabinet avec la mine réjouie.

« Docteur, me dit-il, ça y est, je crois que je commence à l'oublier. On peut même dire que ça va presque mieux.

— Vous avez bien de la chance.

— C'est grâce à vous. Enfin, grâce à Hortense. On continue à se voir et même plus que ça. C'est dingue comme on s'est trouvés physiquement.

C'est chimique ce truc. Presque miraculeux. Ça ne s'explique pas. C'est une histoire d'épiderme, vous voyez. »

Au mot « épiderme », sans savoir vraiment pourquoi, mes nerfs ont lâché. J'ai commencé à fondre en larmes comme le premier des communiants. Impossible de m'arrêter. Je n'en finissais pas de chialer.

« Que se passe-t-il Martin ?

— Rien, ça va passer.

— Martin, vous m'avez sauvé la vie des milliers de fois. Parlez-moi s'il vous plaît.

— Vous ne pouvez rien y faire.

— Je peux déjà vous écouter.

— Ça ne changera rien.

— C'est Aurore. Je suis sûr que c'est ça.

— Je suis tombé amoureux d'une femme plus forte que moi. On ne joue pas dans la même catégorie.

— Je connais cette sensation.

— Je suis sans nouvelles depuis dix jours.

— Moi, j'ai attendu plus d'un an avant d'admettre que je ne devais plus rien attendre d'elle.

— Qu'est-ce que je peux faire, Nicolas ? Encore un sms ?

— Surtout pas ! Vous voulez avoir l'air de quoi ? D'un crevard ? Vous voulez qu'elle passe de l'indifférence polie qu'elle éprouve à présent à votre égard à l'agacement, au mépris, à la pitié dangereuse ?

— Alors je fais quoi ?

— Vous attendez que la chance tourne. Et si un jour ça arrive, vous donnez tout. Vous vous battez coûte que coûte. Cioran disait : « Aimer c'est savoir allier le tempérament d'un vampire à la discrétion d'une anémone. »

Il faut la jouer discret en ce moment Martin. C'est votre unique carte. Et si par miracle vous avez de ses nouvelles, alors seulement vous crevez l'écran. Même si le match est déjà plié, vous vous devez de livrer cette grande et belle bataille.

— Je souffre le martyre Nicolas, vous comprenez.

— Oh que oui. Se faire invisible alors qu'on meurt d'envie de hurler son prénom à chaque seconde qui passe est la pire des souffrances. Mais lorsque vous pourrez entrer en action, quel plaisir vous allez prendre. Et ce jour viendra. J'en suis convaincu.

— Merci mon jeune ami, combien je vous dois ?

— Rien Docteur. Pour vous, c'est la grande auberge des cœurs brisés qui prend tout en charge. »

# 30

À la demande d'Ariane, je déjeune avec elle. Ma femme a le teint pâle et les joues creusées. Elle m'annonce :

« Tu manques aux enfants. Et je ne parle pas seulement de ta chère fille. Même Antoine, tu lui manques beaucoup.

— Sans blague.

— Je ne suis pas venu pour rire, Martin. Je suis venu pour faire le point.

— Qu'est-ce que tu proposes ?

— Que tu quittes cette femme pour commencer.

— C'est déjà fait.

— Je ne te crois pas une seule seconde.

— Tu veux tout savoir ? Tu veux connaître la vérité au point d'en souffrir atrocement ?

— Oui. Je préfère ça au reste.

— C'est elle qui m'a quitté. Et ça m'a fait un mal de chien.

— …

— Alors, tu ressens quoi ?

— Ne sois pas sadique s'il te plaît.

— Donc, on fait quoi ?

— Tu rentres à la maison mais tu dors dans la chambre d'ami. C'est à prendre ou à laisser.

— Je prends.

— Tu as bien compris que je ne passais pas l'éponge ?

— J'ai bien compris.

— Alors c'est parfait. À ce soir Martin.

— À ce soir Ariane. »

Voilà. La fugue était définitivement terminée. Elle avait duré deux jours en Tunisie. J'avais vécu quarante-huit heures en cinquante ans. Quarante-huit heures presque sans dormir. C'était mieux que rien. C'était toujours ça de pris.

# 31

Je reçois un très jeune couple. La fille a dans les vingt-cinq ans et le type dans la trentaine. Visiblement, c'est madame qui tient la baraque. Et madame n'est pas contente du tout.

« Que vous arrive-t-il ?

— Il m'arrive que, par la faute de mon compagnon, j'ai l'entrecuisse en feu Docteur. Ça me pique, ça me brûle et ça me démange en même temps.

— Et vous, monsieur, même symptôme.

— Oui. Disons que ça me brûle pas mal.

— Allons examiner tout ça. »

Quelques minutes plus tard, je leur annonce qu'ils ont juste tous les deux une belle mycose, qu'il n'y a pas de quoi s'alarmer et que je vais leur prescrire des crèmes à chacun. Mais la fille ressemble de plus en plus à un pitbull féroce :

« Et vous pouvez me dire comment j'ai pu choper cette merde ?

— Donnez-moi vos deux cartes Vitale. Je vais juste vérifier quelque chose.

— Tiens, c'est intéressant. Vous avez été soignée pour une bronchite il y a deux semaines mademoiselle.

— Oui.

— Et je vois que l'on vous a prescrit des antibiotiques.

— Bah oui.

— Pardon pour cette question un peu indiscrète, mais pendant l'amour, pratiquez-vous la fellation ?

— Ça peut m'arriver.

— Alors ne cherchez plus le coupable puisque c'est vous, chère madame. La plupart des mycoses buccales sont dues à l'absorption d'une prise d'antibiotiques. Ces adorables champignons que vous aviez dans la bouche, vous les avez transmis au pénis de votre compagnon. Ce dernier, en vous pénétrant, a infecté votre vagin. Fin de l'affaire, la boucle est bouclée et l'énigme est résolue.

— …

— Quel est votre prénom ?

— Alexandra.

— Je crois que c'est à vous que revient le devoir de régler cette consultation, Alexandra.

— …

— Ça fera cent cinquante euros, jeune fille.

— Pardon ?

— Vous savez, la médecine, c'est un peu comme la confiance dans un couple, ça n'a pas de prix. »

# 32

Je regarde un film sur une tablette dans la chambre d'ami. Antoine, mon fils aîné, se pointe. Instinctivement, je reste sur mes gardes. Il s'allonge sur le lit à côté de moi. Il me murmure :

« J'ai vraiment eu peur que tu ne reviennes pas cette fois-ci.

— Fais pas semblant de m'aimer, toi.

— Arrête ton char. C'est vrai que je t'en veux pas mal de faire souffrir maman mais tu ferais pareil à ma place.

— Pas sûr. À ta place, je ferais peut-être la part des choses.

— Je ne suis pas venu pour qu'on s'engueule. Je suis venu pour te dire que si tu n'étais plus là, je ne pourrais pas m'en remettre. Et, en ce moment, je te trouve dans un sale état. Je m'inquiète un peu pour toi.

— Patience mon ami. Bientôt, quand je serai mort, tu auras enfin ta petite maman pour toi tout seul.

— Putain ! T'as pas le droit de balancer des saloperies pareilles ! J'étais venu pour faire la paix, moi.

— Pardon.

— Trop tard. Tu finiras par crever tout seul la bouche ouverte et ce sera bien fait pour ta gueule.

— Je suis trop con.

— C'est ça. »

Il est parti sans même claquer la porte. Une façon de me dire : tu vois, je ne défonce même pas cette putain de porte, je n'ai même plus de colère, que du mépris.

Cela n'avait jamais vraiment fonctionné entre lui et moi. Lorsqu'il était bébé et qu'on le mettait entre nous dans le lit conjugal, il se tournait toujours vers sa mère et me donnait des coups de pied pour me faire sortir du pieu.

À l'époque déjà, c'était un putain de signe qui ne trompait pas.

# 33

Dix jours. Il m'a fallu attendre dix longues et interminables journées avant que le miracle se produise enfin. Dix matins à boire son verre de jus d'orange avec la gorge serrée. Dix après-midi à être convaincu de l'apercevoir dans la rue à chaque femme qui passe. Et puis le miracle est arrivé. Un miracle avec un petit goût d'enfer à l'intérieur.

Ce matin-là, Aurore a débarqué dans mon bureau, comme à son habitude, sans avoir pris le moindre rendez-vous. Je me suis senti heureux d'avoir tenu bon jusque-là. De ne lui avoir pas envoyé le moindre message. D'être resté digne. D'avoir encore su conserver une petite chance de redevenir désirable à ses yeux.

Elle s'est assise sur sa chaise sans même retirer son manteau. Elle semblait totalement paniquée. Et rien ne se déroula comme prévu.

« Que se passe-t-il ? ai-je demandé.

— Je suis enceinte Martin.

— De qui ?

— De toi ! Évidemment. Je ne baise plus avec mon mari depuis que j'ai appris pour l'autre gamine.

— Tu as pris une décision ?

— À mon âge, cette enfant est une bénédiction. Je refuse de me faire avorter.

— Alors on fait quoi ? On quitte tout pour aller vivre au Bénin. J'ai toujours adoré l'idée de refaire un jour ma vie au Bénin.

— Et mes enfants ?

— On les kidnappe ! Le Bénin est un pays francophone. Ils apprendront très bien le français là-bas en lisant la presse francophone.

— Ce que tu es con.

— Ce que tu es belle.

— Martin, je suis venue ici pour te demander un conseil professionnel et médical.

— Il n'y en a qu'un seul. Mais ça m'arrache la bouche de te l'avouer.

— Je t'écoute.

— Tu recouches avec ton mari dans les plus brefs délais. D'ici quelques semaines, tu lui annonces la formidable nouvelle. Ensuite, tu n'auras plus qu'à lui faire croire que tu as accouché plus tôt que prévu. C'est élémentaire.

— Mais comment lui faire croire ça ?

— En lui disant juste que les lois de la nature sont impénétrables. Il ne s'agit que de quelques semaines d'avance. C'est tout à fait plausible. Il y a un nombre incalculable de femmes qui accouchent avant terme.

— Bien. Alors je vais faire comme tu dis.

— Je peux te poser une question ?

— Oui.

— Est-ce que je t'aurais revue s'il n'y avait pas eu ce léger incident ?

— Je ne sais pas.

— Et comme cet enfant est de moi, t'es-tu posé une seule fois la question suivante ?

— Laquelle ?

— Est-ce que j'ai mon mot à dire ?

— Quel mot ?

— Sur cet enfant. Que cet enfant est une aubaine. Qu'il pourrait nous permettre de recommencer nos existences à tous les deux.

— Martin, j'aime trop mes gosses et ma vie de famille pour ne les voir qu'un week-end sur deux. En revanche, j'ai très envie de te sucer, là, ici et maintenant.

— Non merci.

— Pourquoi ?

— Parce que je t'aime un peu trop pour cela. »

## 34

Je me suis baladé avec ma fille chérie au jardin du Luxembourg. Je lui ai offert une glace vanille/pistache. Nous nous sommes assis sur un banc. J'ai décidé de tout lui balancer :

« Ma Chloé, tu vas avoir un demi-frère ou une demi-sœur.

— Comment ça ?

— Aurore est enceinte.

— Maman est au courant ?

— Sans plus. Tu vas devoir garder le secret.

— Alors ça va changer quoi dans notre vie ?

— Rien mon amour. Aurore a décidé de rester avec son mari et ses enfants.

— Je veux que ce soit un demi-frère !

— Alors banco ! Ce sera un demi-frère !

— Et je le verrai mon demi-frère ?

— Je ne crois pas ma Chloé.

— Et pourquoi pas ! J'aimerais bien voir à quoi il ressemble.

— Lorsqu'il sera plus grand et qu'il sera à l'école primaire, on pourra peut-être se planquer derrière un arbre pour le voir sortir de classe et découvrir à quoi il ressemble.

— J'espère qu'il aura ton sourire.

— Pourquoi tu dis ça ?

— Parce que lorsque tu souris, on a l'impression que rien de vraiment grave ne peut arriver.

— T'es un amour.

— En parlant d'amour, comment ça se passe avec maman, au lit je veux dire ?

— T'as sept piges et tu me demandes comment ça se passe sexuellement avec ta mère !

— …

— Je préférais quand tu croyais au père Noël.

— Je n'ai jamais cru à ce foutu père Noël, papa. »

# 35

Deux semaines plus tard, avec l'aide de mon jeune camarade lettré, j'ai envoyé un ultime sms à ma sirène insaisissable et universelle :

« Aurore, pour qu'une histoire soit digne de ce nom, il faut qu'elle possède un commencement, un milieu et une fin. Je vous propose de clore notre histoire le temps d'un dîner au Ritz. Votre date sera la mienne. »

La réponse fut à nouveau immédiate :

« Ce soir, 21 h 30, je n'aurai que très peu de temps. »



J'étais en avance. Je buvais un deuxième whisky lorsque la foudre m'est tombée dessus. Elle est arrivée en robe mauve à même la peau, une robe mauve à faire pâlir toutes les Rihanna de la planète Terre. Une robe mauve diaphane qu'elle seule pouvait porter, une robe capable de conduire la totalité des James Bond girls à un véritable suicide collectif. Ce soir-là, Aurore avait également une petite frange et de grands yeux brillants. Je l'ai contemplée, aérienne, en train de marcher jusqu'à notre table. Je commençai le repas par la question suivante :

« Comment s'est déroulé le coït avec ton cher mari ?

— Très bien parce que ce fut très court. Je lui ai déjà annoncé la grande nouvelle de sa troisième paternité.

— Et alors ?

— Alors il est fou de joie.

— C'est logique. Les hommes sont de grands enfants dans ces cas-là.

— Tu sais Martin, il ne faut pas que tu sous-estimes ce que je ressens pour lui. Ni pour toi d'ailleurs.

— Sans blague.

— Sans blague. Je me sens tout à fait capable de ressentir des choses pour vous deux. Mais de façon différente. En ce qui concerne le père de mes enfants, disons que j'ai tout misé sur lui, que j'ai fait un investissement au long cours. Je sais qu'il ne me quittera jamais. Quels que soient mes choix et mon rythme de vie.

— Tu veux dire ton métier ?

— Oui, j'ai un emploi du temps infernal et les quelques heures qu'il me reste, je tente de privilégier un peu mes deux filles. Et même si, dans l'absolu, ça me tenterait bien, je ne vois aucune minute pour toi dans les semaines, les mois et les années à venir.

— Message reçu. Ça a le mérite d'être clair.

— Ne boude pas. C'est notre dernière soirée.

— …

— Qu'est-ce que tu proposes pour cette dernière soirée ?

— Tu me prends de court ma chère.

— Réfléchis Martin. Propose-moi quelque chose. On s'est toujours amusés follement. Amusons-nous une dernière fois. Allez, propose-moi un truc, n'importe quoi et nous le ferons.

— Sûre ?

— Certaine.

— Aurore.

— Oui.

— Je veux réaliser l'un de tes fantasmes, là, ici, tout de suite. N'importe lequel.

— Donne-moi trente secondes.

— Je ne t'en donne pas une de plus.

— J'ai trouvé. Suis-moi. »

Nous nous sommes levés. Aurore m'a guidé jusqu'à l'intérieur des spacieuses toilettes pour handicapés du palace. Je l'ai embrassée avec la fougue d'une mélancolie noire. Chacun de mes baisers ressemblait à un dernier espoir. Mais assez vite, son altesse m'a tourné le dos. Elle a soulevé sa robe et baissé sa culotte. Puis elle s'est penchée avec une élégance certaine. Le geste qui consiste à se cambrer comme elle venait de le faire, elle l'avait exécuté à la perfection. C'était le genre de geste qui ne s'apprenait pas dans la vie. On l'avait ou on ne l'avait pas. Aurore le possédait mieux que personne d'autre sur cette planète. Ses mains ont agrippé fermement le haut de la cuvette des w.-c. Je visualisais alors la splendeur intégrale de l'ensemble de ses fesses étourdissantes, la courbe de son dos et son adorable petite nuque. Elle a soufflé :

« Prends-moi par-derrière, Martin. Baise-moi sans aucune limite. Comme si ta vie en dépendait. Comme si c'était la dernière fois que tu faisais l'amour et qu'on t'autorisait à tout faire sans la moindre parcelle d'entrave. Allez, à toi de jouer maintenant. »

J'ai respiré un grand coup et ensuite, j'ai vécu les dix minutes les plus scandaleusement féeriques de toute mon existence.

Aurore est sortie la première. Lorsque je suis revenu à notre table, elle avait disparu. Le maître d'hôtel m'apporta le simple petit mot suivant : « Merci pour ce dernier dîner. »

J'ai commandé un cognac. Je savais que la partie était pliée. Mais on pouvait dire que je m'étais bien battu, que j'avais lutté vaillamment et ce jusqu'à l'ultime minute. Je n'avais rien à me reprocher sur l'ensemble de la rencontre. J'étais juste tombé sur plus implacable que moi.

En mon for intérieur, j'avais tout de même la prétention d'avoir laissé à Aurore quelques jolies traces et quelques piquants instantanés. Et si pour qu'une histoire soit belle, la fin se devait d'être réussie, alors la nôtre avait dépassé la limite du son et de toute autre forme de béatitude.

# 36

Le lendemain, dans mon cabinet, je débriefe le match du siècle avec mon tigre céleste de Nicolas Royant. Et je n'oublie pas de le remercier :

« Au fait ma panthère verte, bravo pour cette idée de début, milieu et fin d'histoire dans le sms. Ça a fonctionné du tonnerre.

— Ce n'est pas moi. C'est dans Proust.

— Alors merci Marcel.

— Selon Proust, pour qu'une histoire d'amour existe réellement, elle doit connaître un commencement, un milieu et surtout, une déchéance. Pour découvrir que nous sommes amoureux, peut-être même pour que nous le devenions, il faut qu'arrive le jour de la séparation. Ce n'est donc pas l'amour qui fait souffrir, c'est la souffrance qui fait aimer. Quitte-moi, et alors seulement je me dirai que tu étais tout pour moi. Quitte-moi et enfin je serai persuadé que tu es la plus belle âme que le monde ait bercée dans ses bras. La formule de Proust n'est pas si compliquée: pour t'aimer il faut que tu me manques, pour que tu me manques il faut que tu sois loin, et pour que tu sois vraiment loin, il faut que tu sois vraiment partie avec un autre. Il n'y a qu'en perdant son amour qu'on peut transformer la banalité d'une aventure en souvenir vivant, abouti, et se mettre, enfin, à aimer la personne pour de bon.

— Un peu dépressif ce Proust malgré tout.

— Dites-moi, Doc, j'ai envie de partir loin avec Hortense, très loin. Vous auriez une destination à me conseiller? Vous avez voyagé beaucoup, vous, juste après vos études de médecine.

— Oui mais ce n'était pas du tourisme. Plutôt des pays en guerre. Ou en famine.

— Pourquoi donc? Ce n'est pas vraiment votre style de trucs, prendre soin des autres. Sans vous offenser.

— Il n'y a pas d'offense. J'avais terminé médecine en passant mes nuits aux Bains douches et au Palace. Je ne sais pas trop ce qui m'est passé par la tête mais j'ai eu envie d'être utile à quelque chose pour une fois dans ma vie, de pouvoir venir en aide à des inconnus. Je suis tombé par hasard sur Médecins sans frontières.

L'idée de donner l'espace de quelques mois un peu de relief à mon existence n'a pas été pour me déplaire. On m'a proposé de partir pour l'Afghanistan dans les trois semaines. J'ai accepté. Mon métier de médecin, c'est là-bas que je l'ai appris. En soignant des civils victimes de mines antipersonnel. En venant en aide aux populations à l'intérieur de dispensaires plus que précaires. J'ai effectué des amputations et milles autres choses. Je suis resté plus d'un an dans ce pays. Nous allions de village en village soigner des gosses et des vieillards. On traversait les montagnes à pied en tentant d'éviter les bombes. Ensuite, j'ai continué avec le Yémen, la Somalie, le Niger. De retour à Paris, j'ai créé mon premier cabinet à la Goutte d'or afin de rester en contact avec la même population et de continuer à être utile un tant soit peu. Je ne me suis pas embourgeoisé tout de suite. C'est arrivé au fur et à mesure sans même que je ne m'en aperçoive. Mais encore aujourd'hui, le spectre de mes patients est beaucoup plus vaste que tu ne l'imagines. Toi, tu appartiens au club fort restreint des nantis de ma clientèle. Mais mon travail consiste à parler aux gens en fonction de leur catégorie sociale, de leur culture et de leur niveau intellectuel. J'aimerais que tu assistes à l'une de mes journées. Chaque rendez-vous est un véritable sketch. Tu verrais comme je mens, comment je ne dis pas tout. Tu pourrais découvrir la difficulté de ce travail, le nombre de connaissances qu'il faut posséder à la fois sur les maladies mais aussi sur le fonctionnement mental des autres. J'agis sur la santé et sur la psychologie. Il faut toujours être en équilibre sur ces deux points fondamentaux.

— Putain, Doc, à croire que vous aimez vraiment votre métier.

— Va savoir, mon grand. Va savoir. Peut-être bien que je l'aime un peu, parfois. »

# 37

Grande nouvelle, Ariane m'invite à déjeuner. Elle débute à grande vitesse les hostilités :

« Tu penses toujours à elle ?

— Non.

— C'est vrai ce mensonge ?

— Oui, c'est vrai ce mensonge.

— Comment tu dors dans la chambre d'ami ?

— Très mal. Je souffre énormément du dos pour tout t'avouer. Mais je me résigne.

— Pourquoi tu te résignes ?

— Parce que je l'ai mérité. Mille fois mérité. Et pour me faire pardonner. Parce que je t'ai fait souffrir.

— C'est vrai que tu m'en as fait baver, ordure.

— J'adore quand tu emploies le mot « ordure ».

— Pourquoi ?

— Parce que je trouve que ça sonne divinement bien dans ta jolie bouche. »

Le soir venu, je prends une longue douche et je m'enfile un Viagra. Je mets du champagne au frais. Quand Ariane rentre, j'ouvre la bouteille et je remplis deux coupes :

« Qu'est-ce qu'on fête ? elle me demande.

— On fête la libération, je rétorque dans un sourire.

— …

— La libération de l'amour, ma chérie. L'amour est enfin libre. Tu n'as pas vu ? C'est en boucle sur toutes les chaînes d'information. Il y a même un bandeau en continu sur BFM.

— Il raconte quoi ce bandeau ?

— Que la chambre d'ami de Martin Faubert est à nouveau disponible.

— Ce que tu peux être bête. »

Une fois Ariane dans notre lit, j'attends un petit moment puis j'ouvre lentement la porte. Je m'approche d'elle. Je l'embrasse sur le front et je retire son T-shirt. Mes baisers se poursuivent sur ses tétons puis sur son ventre. J'enlève sa culotte et l'embrasse entre les cuisses. Comme à notre habitude, nous faisons l'amour de façon classique, rapide et immuable. Ensuite, je m'allonge à côté d'elle et Ariane pose sa tête contre mon épaule. Alors je pense à Aurore parce qu'Aurore avait eu exactement ce même geste à Tunis et de lourdes larmes coulent le long de mes joues.

« Qu'est-ce qui t'arrive ? me demande mon épouse.

— Rien. Je suis ému de te retrouver. Je crois que j'ai eu la trouille de te perdre pour de bon cette fois-ci. Et je le réalise juste maintenant.

— C'est mignon.

— C'est vrai.

— Alors c'est encore plus mignon. »

# 38

Il m'a fallu beaucoup de temps pour tourner la page du dossier Aurore. Sur les conseils de Nicolas, j'ai acheté des carnets noirs et pris la décision de raconter mon aventure avec elle de la première seconde où je l'avais rencontrée jusqu'à l'ultime minute où je l'avais à peine entrevue disparaître pour de bon. À chaque souvenir que je collais sur du papier, c'est un peu de douleur qui s'en allait.

Huit mois plus tard, alors que j'avais largement fini de raconter ce que j'avais à écrire et que je me sentais enfin mieux, je découvre un matin qu'Aurore a pris rendez-vous le jour même en fin d'après-midi. Je passe les heures les plus crispantes de toute l'histoire de France. Tout me remonte à la surface. J'appelle le juvénile Royant afin qu'il me fournisse un rapide coaching. Hélas, lui aussi, qui pourtant en a vu d'autres, est cette fois-ci débordé par l'imprévu de la situation :

« Je ne sais pas trop quoi vous dire, Doc, je ne m'attendais vraiment pas à ce cas de figure. Vous allez avoir affaire encore à une nouvelle femme. Un peu comme un tennisman qui va rencontrer un joueur inconnu sur le circuit de Rolland-Garros. Dans ces cas-là, le mieux, c'est de jouer en fond de court et de voir comme ça va réagir en face. Contentez-vous de réponses vagues. De balles longues et liftées. Ne montez surtout pas au filet. Vous comprenez ?

— Que dalle. Mais elle débarque dans deux minutes. Alors je vous laisse avec vos raquettes et vos petites balles jaunes et je vais improviser. »

Lorsqu'elle est arrivée dans mon bureau, j'ai tout de suite remarqué la beauté remarquable de son merveilleux ventre arrondi. J'avais une envie folle de le toucher, de le caresser, de l'embrasser. Mais j'ai tenu bon. Aurore a pris la parole la première :

« Martin, j'ai besoin de toi.

— Que puis-je faire pour vous, ma tendre amie ?

— Me trouver un bon médecin accoucheur que tu pourrais mettre dans la confidence. J'ai peur que mon mari ne s'aperçoive de quelque chose.

— Qu'il s'aperçoive de quoi ?

— Du problème des dates. Je le trouve très suspicieux en ce moment. Il n'arrête pas de me poser des questions à ce sujet.

— Je connais quelqu'un qui pourra très bien faire l'affaire.

— Ah oui ?

— Oui. C'est un ami rencontré à l'internat. Je l'appelle immédiatement si tu veux.

— Je veux bien. »

J'ai téléphoné à David. Il a décroché à la troisième sonnerie.

« Comment va cette vieille pomme pourrie de Martin Faubert ? il a commencé.

— La vieille pomme pourrie va bien, je te remercie.

— Comme tu m'appelles uniquement lorsque tu as un service à me demander, je t'écoute.

— Tu peux prendre un couple en consultation dans les jours qui viennent ?

— Je peux faire ça.

— Tu peux prévenir ce couple que madame va accoucher quelques semaines avant la date prévue. Et que c'est tout à fait naturel. Qu'il y a beaucoup de femmes qui accouchent avant terme.

— Combien de semaines d'avance ?

— Trois.

— Pas mal.

— Tu peux faire ça pour moi ?

— À une condition.

— Laquelle ?

— Ton patient, celui qui est le directeur marketing de Disneyland, il existe toujours ?

— Oui.

— Alors je veux trois passes pour le week-end prochain. Un pour moi et deux pour mes filles.

— D'accord.

— Avec un guide VIP afin de ne pas faire la queue pour les attractions s'il te plaît.

— C'est trois mille euros un guide VIP !

— C'est trois semaines d'avance que tu me demandes de faire avaler à son mari.

— Ça marche.

— Et je veux dormir là-bas.

— Ok.

— Dans la suite du grand hôtel de Mickey.

— C'est noté.

— Et coucher avec la Petite Sirène.

— Tu as tous les droits du moment que tu gères à merveille ma patiente. J'y tiens comme à la prunelle de mes yeux.

— Amoureux ?

— Pire que ça.

— D'accord. Envoie-moi ton couple.

— Merci.

— De rien, ma perfide mandarine. »

J'ai raccroché et j'ai fixé Aurore dans les yeux.

« C'est arrangé. Tu n'as plus d'angoisses à te faire désormais. Je peux t'aider à autre chose ?

— Non merci. C'est déjà formidable ce que tu fais pour moi.

— Je t'aime Aurore, tu sais.

— Moi aussi Martin. Mais je t'aime à ma manière. Tu connais ma situation.

— Oui. Bien sûr que oui.

— À un autre moment. Dans une autre vie. Les choses auraient pu se faire très facilement entre nous.

— Je le pense aussi. Nous aurions dû vivre sur une autre planète, dans une autre galaxie ou à une autre époque.

— Allez, au revoir, preux chevalier.

— Adieu Aurore. »

# 39

Sur mon temps libre, entre deux patients, je m'étais mis à retaper mes carnets noirs sur mon ordinateur. J'avais intitulé cela: *Le Dossier A.* J'envoyais régulièrement chaque chapitre à mon jeune confident amoureux des livres pour qu'il me fasse des retours et des suggestions littéraires. Et puis un jour, M^me^ Rosier a daigné m'envoyer un message: « Martin, je viens d'accoucher dans la nuit. Tu peux venir voir le bébé entre 16 h 00 et 17 h 00. C'est un petit garçon. Il s'appelle Gabriel. Je t'embrasse. »

Je suis tout de suite passé chercher Chloé à l'école primaire. J'ai frappé à la porte de sa salle de classe. Son institutrice m'a ouvert. Elle n'avait pas l'air commode: « Madame, j'ai fait, rien de dramatique autant vous rassurer tout de suite. Il n'empêche, j'ai besoin, pour des raisons familiales et personnelles de disposer de ma fille immédiatement. » Sans attendre la réponse de la maîtresse, Chloé a rangé ses affaires dans son cartable et s'est dirigée vers moi à toute vitesse.

Nous avons chopé un taxi. J'ai attendu de me trouver avec elle à l'intérieur du véhicule pour lui annoncer la grande nouvelle :

« Mon amour, Aurore vient d'accoucher. Tu avais raison. C'est un garçon.

— J'en étais certaine ! Je viens d'avoir un demi-frère ! Trop bien !

— Tu sais où nous allons ?

— Non.

— Nous allons voir Aurore et ton petit frère à la maternité.

— C'est dingue.

— On ne pourra pas rester très longtemps.

— D'accord.

— Et n'oublie pas, Chloé. Ce n'est pas un secret, c'est plus que ça. C'est le secret des secrets, tu piges ?

— Je pige ! Mais quand maman va apprendre que tu es venu me chercher à l'école, on dit quoi ?

— On dit que j'avais le cafard et que dans ces cas-là tu es la seule personne capable de me remonter le moral.

— Tu crois que ça va passer ?
— Oui. Parce que c’est vrai. »

# 40

Nous avons ouvert la porte de la chambre sans faire le moindre bruit. Aurore dormait et le petit faisait la même chose juste à côté d'elle. Je me suis penché vers le visage de mon étoile filante pour l'embrasser sur la bouche. Ce baiser l'a réveillée immédiatement. Elle m'a regardé puis elle a dévisagé ma fille. Elle était visiblement quelque peu interloquée par sa présence. Mais ma gosse, pas le moins du monde.

« Je m'appelle Chloé. J'ai sept ans et je suis la confidente de mon père. Il m'a tout raconté. Je sais combien il vous aime. Tenez, je vous ai fait un dessin. Il y a la plage, la mer et le soleil tout derrière. J'ai voulu représenter l'aube, en fait. En hommage à votre prénom, Aurore. L'aurore, quoi. Le début de la journée.

— Merci beaucoup Chloé.

— C'est moi qui vous remercie d'avoir rendu mon père heureux même si ça n'a pas duré très longtemps.

— Je te trouve très précoce pour ton âge, tu sais.

— On me le dit souvent. C'est grâce à mon père. Il ne m'a jamais traitée comme une gamine mais toujours comme une jeune femme. Je peux savoir quel prénom vous avez donné à votre enfant ?

— Gabriel.

— Gabriel, comme l'archange ! En plus, c'est le prénom de mon guitariste préféré ! Il n'est pas connu. Il joue dans un garage à deux rues de chez moi. Mais il joue drôlement bien. Et un soir, il va faire l'Olympia.

— Je suis contente que ça te plaise.

— Je peux le prendre dans mes bras ?

— Bien sûr. »

Avec une infinie délicatesse, Chloé a déposé le nourrisson contre sa frêle poitrine. Elle l'a bercé comme ça un long moment. Ce fut un moment étrange, suspendu, nous étions là, réunis tous les quatre, l'espace de quelques minutes, comme une improbable petite famille qui n'existera jamais vraiment. J'ai demandé à Aurore si l'accouchement s'était bien passé. Elle m'a répondu qu'elle en était à son troisième et qu'elle commençait à en avoir l'habitude. J'ai approuvé et je l'ai remerciée pour son sms. Je lui ai demandé si, moi aussi, je pouvais prendre un peu le nourrisson dans mes bras. Elle m'a répondu par l'affirmative en souriant. Elle a même ajouté que c'était aussi mon enfant, malgré tout, d'un point de vue purement génétique. J'ai pris le petit Gabriel au creux de mon bras. Je lui ai murmuré :

« Bienvenue sur Terre, mon fils caché. Tu as de la chance. Si sur cette planète, il existe un nourrisson qui a été conçu avec tout l'amour de son père, on peut dire que c'est bel et bien toi. »

# 41

Une mère avec un col Claudine débarque dans mon bureau avec sa progéniture de dix piges. Un môme avec un cou de bœuf, un bonnet enfoncé jusqu'aux sourcils et une arrogante chaîne en argent qui dépasse de son sweat-shirt. Elle m'explique que le problème n'est pas médical en soi, qu'il s'agit de quelque chose d'autrement plus complexe :

« En tant que maman de Barnabé, je peux vous dire avec tout le recul nécessaire que mon fils est HPI.

— Vous avez effectué des tests ?

— Non mais j'ai acheté un livre : *Ne cherchez plus, c'est là-haut que ça se passe*. Cet ouvrage médical doit sans doute vous dire quelque chose.

— Et alors ?

— Et alors il y a tout dans ce livre. J'ai reconnu mon Barnabé à chaque page. Son hypersensibilité. La maîtresse qui refuse de reconnaître le diagnostic et qui lui donne des mauvaises notes juste parce qu'il s'ennuie en classe et qu'il a mille idées à la seconde. Le système scolaire n'est pas du tout adapté à mon fils, Docteur, sans parler de la cantine, du bruit, de la nourriture sous vide et de la proximité.

— Pauvre chat.

— C'est un hypersensible Barnabé, un grand émotif. À chaque fois que je lui demandais d'éteindre sa PlayStation, il éclatait en sanglots. C'est d'ailleurs ça qui m'a mis la puce à l'oreille. Et dire que je l'ai forcé à faire son lit, à mettre ses affaires au sale, se brosser les dents, à débarrasser la table, non, sans rire Docteur, je crois bien que ça fait des années que je maltraite mon enfant sans même le savoir.

— Et on peut connaître la prochaine étape ? Lui dire de ne plus se torcher parce qu'il est trop sensible ?

— Pardon ?

— Ça fera cent cinquante euros madame.

— Pourquoi ?

— Parce que l'intelligence c'est comme le temps, ça n'a pas de prix. »

J'ai beau être le couteau suisse de l'humanité, il m'arrive parfois d'avoir des envies d'extermination à spectre large.

# 42

Huit mois s'étaient écoulés. J'avais accepté de finir mon existence en pilotage automatique. De terminer tranquillement ma carrière de médecin sans faire de vagues et d'être un père de famille comme tous les autres. Même mes relations avec mon fils Antoine étaient à présent au beau fixe. Il était tout d'abord venu se confier à moi pour recevoir quelques conseils afin de franchir le pas de son premier baiser avec sa petite amie. Puis nous nous étions inscrits ensemble à un club de tennis de table auquel nous nous rendions tous les dimanches. Je limitais la casse avec ma femme et je filais toujours le parfait amour avec Chloé.

Voilà, le rideau de fer était définitivement baissé et je dormais comme un bienheureux. Alors pourquoi. Pourquoi un soir comme tous les autres, alors que j'étais dans le canapé de mon salon, le nom d'Aurore Rosier s'est affiché sur mon portable ?

J'ai décroché immédiatement :

« Martin ?

— Oui.

— Je peux te voir demain matin au bar de l'hôtel Raphaël. C'est important.

— J'y serai.

— Très bien. À demain alors. »

J'ai passé une nuit totalement blanche. Je savais qu'il existait deux choses en ce bas monde. Les emmerdements et Aurore Rosier. Et que dès qu'Aurore Rosier pointait le bout de son nez, c'étaient les emmerdements qui commençaient.

# 43

Elle était déjà là lorsque je suis arrivé. Je l'ai embrassée sur le front. Sa beauté s'avérait proprement inacceptable. J'avais tellement fait mon maximum pour oublier à quel point cette femme pouvait être somptueuse. Autant d'efforts détruits en une seule prise, cela devrait être interdit. Je me faisais l'effet d'un alcoolique abstinent qui venait de reboire la première gorgée de son premier verre. C'était foutu. Je crevais d'envie de m'envoyer la bouteille en entier. Elle a posé un iPhone sur la table.

Elle a dit :

« Regarde ce que j'ai découvert sur le portable de mon cher mari.

J'ai jeté un œil et j'ai découvert des photos d'un sexe en érection. En dessous, il était écrit le texte suivant : « pour ma lycéenne adorée. »

— C'est décidé. Entre ça et la syphilis, je demande le divorce. Et tu vas voir qu'il va me le payer cher, ce con. Je vais engager les meilleurs avocats de Paris et je vais tout lui prendre. Il ne lui restera plus rien. Et surtout pas les enfants.

— Excellente idée.

— Je vais le faire Martin. Tu sais, chez moi, une fois qu'une chose est décidée, je vais jusqu'au bout. Je vais licencier ce connard de ma vie sur-le-champ, je t'en donne ma parole.

— Je te crois.

— Et toi ? Que comptes-tu faire ?

— C'est-à-dire ?

— Est-ce que tu m'aimes encore ?

— J'ai ma vie à présent tu sais.

— C'est-à-dire ?

— Tout n'a pas été simple pour moi. J'ai mis un temps fou à tourner la page. À accepter l'existence sans toi. J'ai pris assez cher, pour tout t'avouer.

— Certes. C'est la règle du jeu, Martin. Comme en affaires. La réussite appartient à ceux capables d'aller vers leur risque. On chute et on y retourne. Et ainsi de suite.

— Je vois ça.

— Tu vois quoi ?

— Qu'en amour comme en affaires, tous les coups sont permis.

— Je fais des choix et je les fais vite. Afin d'avoir toujours un combat d'avance. Tu comprends ?

— Je comprends.

— Et maintenant, c'est toi que je veux.

— …

— Est-ce que tu serais d'accord pour vivre avec moi d'ici quelque temps ?

— Il faut que j'y réfléchisse.

— Impossible. J'ai besoin d'une réponse tout de suite.

— Comment ça ?

— Martin, je ne vais pas faire une campagne électorale de trois mois. Et à la fin, on ne va pas voter non plus. Soit tu acceptes maintenant, soit tu me balances tout le reste : j'ai besoin de temps, accorde-moi quelques jours de réflexion et autres conneries du même style, et alors je m'en vais pour de bon. C'est oui ou c'est rien Martin. Je te donne cinq secondes.

— C'est oui. Pas besoin de cinq secondes. Tu es la plus belle chose qui me soit arrivée. Et la plus incertaine aussi. »

# 44

Afin de ne pas prendre le moindre risque, sur les conseils de son avocat nous ne nous sommes pas vus avec Aurore avant que le divorce ne soit prononcé. Mais à peine un mois plus tard, M$^{me}$ Rosier me fit découvrir un loft immense qu'elle avait acheté dans le Marais. Elle me précisa même qu'il y avait six chambres dont deux pour mes enfants et un bureau afin que je puisse méditer tranquillement sur mon humble personne. Je n'avais encore rien avoué à Ariane. Il fallait que je le fasse le soir même. Je n'avais que trop reculé. Il faut dire que, jusqu'au tout dernier moment, je ne savais pas si Aurore allait tenir parole. Si elle n'allait pas encore s'envoler et partir vivre sur un autre continent sans même prendre la peine de me prévenir de quoi que ce soit. C'était la personne la plus indéchiffrable au monde et plus le temps passait, moins Aurore me faisait l'effet d'une planète fiable.

J'ai bu quelques bières dans le bar en face de chez moi pour me donner du courage avant de rejoindre mon domicile. Ma femme est arrivée vers 23 h 00. Je lui ai demandé de s'installer dans la cuisine. J'ai pris place en face d'elle. J'ai commencé :

« Ariane, j'ai honte. Honte de ce que je vais devoir t'annoncer.

— Ça commence bien.

— Je dois t'informer de quelque chose.

— Je t'écoute.

— C'est quelque chose de très délicat.

— Je déteste les annonces très délicates. Elles ne le sont jamais vraiment.

— Je te quitte Ariane. Je te quitte pour aller vivre avec une autre femme.

— C'est ce que je disais.

— Je suis désolé.

— Désolé ? Tu es désolé. Moi, je vais t'apprendre que je ne suis pas désolée du tout à l'idée de demander le divorce.

— Je comprends.

— Non, tu ne comprends pas. Tu ne pourras plus revoir les enfants Martin. Et surtout pas ta petite Chloé chérie. Et je ne te parle même pas de l'immense pension alimentaire que tu vas te prendre en pleine gueule. Je vais te pourrir mon vieux. Je vais te pourrir comme jamais.

— Ne t'emballe pas s'il te plaît.

— Je ne m'emballe pas, je me venge. Je me venge froidement parce que je suis en colère d'avoir pu supporter ça depuis tant d'années.

— …

— Et tant d'années pour quoi ? Pour en arriver là ? Je me force depuis tellement longtemps Martin. Je me force pour tout. Et voilà comment ça se termine. Par une dernière lâcheté de ta part. Tu n'es pas un mari Martin. Tu n'es pas un père. Tu n'es même pas un homme. Tu n'es qu'un sale petit truc. Une punaise de lit. Un moucheron. Tu me donnes envie de vomir. Tire-toi ! Tire-toi immédiatement ! Va rejoindre ta nouvelle petite salope ! »

# 45

Je suis donc allé rejoindre la plus belle de toutes les nouvelles salopes de l'univers. Aurore m'avait donné les clés du loft. J'ai été surpris de voir que l'emménagement avait déjà été effectué. Tout était superbe. Pas de doute, les décorateurs qu'avait engagés ma récente compagne avaient des goûts de grande qualité. Une fois dans la chambre, j'ai eu la surprise de découvrir un immense lit à baldaquin. Le genre de lit dont j'avais toujours rêvé. Je me suis allongé dessus et j'ai attendu que se pointe ma fée moderne. Elle est arrivée à quatre heures du matin. Je ne dormais toujours pas. Elle s'est allongée contre moi puis elle a murmuré :

« C'est notre première nuit dans notre cocon d'amour, Martin.

— Oui. Et il y en aura plein d'autres par la suite. Et ça c'est fantastique. »

Aurore s'est levée. Elle a retiré l'ensemble de ses vêtements. Ensuite, elle m'a demandé de la prendre en photo à de nombreuses reprises dans les positions les plus incongrues possibles afin que je puisse l'avoir toujours auprès de moi, même lorsqu'elle serait en déplacement. Puis elle s'est enfouie sous les draps et elle m'a dit :

« J'ai envie que tu éteignes la lumière, que tu viennes en moi et que nous fassions l'amour comme deux adolescents craintifs. »

Je l'ai pénétrée avec une immense douceur. Nous avons couché ensemble avec beaucoup de délicatesse. À un moment, elle m'a demandé de jouir. Je suis venu très longtemps en savourant chaque seconde de mon orgasme.

Ensuite, je l'ai caressée en l'embrassant tendrement sur la bouche. Après avoir trouvé le bon rythme, elle m'a supplié de ne plus m'arrêter. J'avais des crampes aux doigts et de la sueur qui me piquait les yeux mais il m'en aurait fallu franchement davantage pour interrompre la chose que je préférais faire au monde. Sa jouissance fut un long mugissement plein de plaisir et de soulagement. Ensuite, je suis resté collé contre son dos. Elle a chuchoté :

« Demain, je vais te présenter aux filles. Constance et Justine.

— Avec grand plaisir Aurore. Avec un très grand plaisir.

— Je ne me fais pas d'inquiétude en ce qui concerne Constance. Pour Justine, enfin pour Justine tu verras bien… »

# 46

Le lendemain soir, j'avais tout préparé pour l'apéritif. Des sodas, du champagne, des verres multicolores, des petits fours salés, des friandises et même des bonbons. J'avais déposé l'ensemble sur la table basse du salon. Aurore arriva avec ses enfants. Elle me présenta Constance, dix ans, et Justine, seize ans. Je me suis d'abord penché vers Constance et je lui ai fait la bise. Jusqu'ici tout allait bien. Et puis je me suis rapproché de Justine. Mais l'adolescente s'est reculée d'un bon mètre et m'a tendu une main glaciale. Les premières minutes furent ponctuées de longs moments de silence. Justine était en classe de seconde. Histoire de trouver un sujet de conversation et de briser un peu cette ambiance polaire, je lui ai demandé quelles options elle avait choisies pour l'année prochaine en classe de première. J'ai été fort gâté par sa réponse :

« À quoi ça va bien pouvoir me servir, ces putains d'options !

— À savoir ce que tu vas faire plus tard, tenta de lui suggérer sa mère.

— Je sais déjà ce que je veux faire plus tard maman. Je veux faire du rock, je veux boire de la bière à Dublin, je veux me faire sauter par l'homme de ma vie, je veux vivre à Bali, je veux rouler en décapotable, je veux m'enfiler des cocktails aux noms imprononçables avec ma meilleure amie, je veux qu'on me fasse des tatouages sur l'intégralité du corps, je veux me blottir contre mon amoureux sur une terrasse qui donne sur la mer et pas la moindre option en classe de première ne mène à ça. »

J'ai essayé de sauver ce qui pouvait encore l'être :

« Mais sinon, Justine, tu as tout de même des petits moments de plaisir lorsque tu te trouves au lycée ?

— Aucun. Sauf que ça me permet de voir mon père qui est prof là-bas entre les cours malgré l'interdiction de ma fasciste de mère. J'ai un papa génial, vous savez.

— Justine ! a explosé Aurore. Tu sais bien ce qu'il m'a fait !

— Et alors ma chère mère ? L'erreur est humaine et le pardon divin. C'est dans la Bible !

Tu ferais mieux de réviser tes classiques au lieu de licencier dans tes entreprises comme dans ta vie privée à tout bout de champ !

— Je te signale que c'est mon sale travail qui te fait vivre, ma fille.

— Moi, je préférerais partir vivre en Afrique sans le moindre sou de ta part que de supporter tout ton fric dégoulinant.

— En Afrique, pour finir lapidée !

— Raciste !

— Inculte !

— Et si on marquait une pause, j'ai murmuré.

— De toute façon, dans deux ans, tu feras ce que tu voudras. Ce ne sera plus de mon ressort.

— Ça va être les deux années les plus longues de toute ma courte vie. Et vous, monsieur le nouveau beau-papa, comment avez-vous rencontré ma chère maman ?

— J'étais son médecin généraliste.

— Sympa comme métier. On a du pouvoir sur les gens. On peut les séduire facilement, pas vrai ?

— Non, pas totalement. Il faut juste apprendre à cloisonner.

— Vous avez vachement cloisonné avec ma mère !

— Avec votre mère, c'est différent. Je suis tombé amoureux d'elle. Amoureux fou. Ça ne s'explique pas.

— Qu'est-ce qui vous a plu chez elle ? Sa syphilis ?

— Justine ! hurla Aurore.

— Je te rappelle que tu as tenu à ce que j'assiste au divorce et que, du coup, je suis au courant de beaucoup de choses.

— Ce n'est pas une raison pour se comporter de manière injurieuse.

— Elle n'est pas injurieuse, ai-je calmé le jeu. Elle a juste seize ans, voilà tout.

— Alors vous, si vous pensez m'avoir dans votre camp avec ce genre de phrase.

— Je ne te veux pas dans mon camp, Justine. Je vais même t'avouer un truc. Je me tape de ce que tu ressens pour moi. J'ai une fille et j'espère qu'elle va rester fidèle à son père comme tu restes fidèle au tien. Mieux, je désire qu'elle ne ressente jamais la moindre chose pour le nouveau compagnon de mon ex-femme quand celui-ci va débarquer dans son existence. Ou alors que du mépris. Tu vois Justine, ça va sûrement t'emmerder pas mal mais on est sur la même longueur d'onde toi et moi. Au moins sur ce point-là. »

# 47

Chloé me manque terriblement. Je n'ai pas eu le courage de demander à Aurore l'adresse d'un bon avocat. Du coup, le divorce s'est déroulé de manière désastreuse en ce qui me concerne. J'ai perdu la garde de mes enfants.

Qu'importe, un matin, avec Chloé, nous décidons de braver tous les interdits. J'annule ma journée de consultations. Je passe la chercher devant son école à 08 h 30 et je l'emmène faire la tournée des jardins de la capitale. Je sais qu'elle adore ces endroits magiques. Chloé s'empiffre de nombreuses glaces dans l'après-midi. Et puis, entre deux blagues dont elle a le secret, ma fille me murmure tristement :

« C'est pas hyperdrôle la vie sans toi, tu sais.

— Pour moi aussi, c'est dur, ma poupée.

— Tu es heureux au moins ?

— Bien sûr. Mais la vie sans toi me laisse un vide immense.

— Maman a retrouvé quelqu'un d'autre.

— C'est une bonne nouvelle. Je suis heureux pour elle.

— Je ne l'aime pas trop. Il a de grandes mains.

— Tu ne dois pas t'arrêter à ce genre de détail. Il faut que tu fasses un effort. Moi aussi, c'est très dur avec l'une des filles d'Aurore.

— Elle ne t'apprécie pas ?

— Pour elle, je lui ai juste volé son père et j'ai détruit sa famille. On va dire que ça fait beaucoup.

— Mais ça ne s'est pas passé comme ça.

— Elle s'en tape de comment ça s'est passé. Elle ne voit que le résultat. Et le résultat parle de lui-même.

— Mais elle a une chance folle de t'avoir rien que pour elle tous les jours.

— Ce n'est pas si simple, ma chérie.

— Je vais aller lui dire, si tu veux.

— Surtout pas.

— Pourquoi ?

— Parce que ce serait pire que tout.

— Qu'est-ce je peux faire pour toi alors ?

— Rester comme tu es. Continuer à être un amour. Mon petit et mon grand amour, ma Chloé, tout simplement. »

# 48

Six mois de vie commune. Je ne vois Aurore quasiment jamais. Disons que je la croise en pleine nuit. Elle rentre vers trois heures du matin, se couche aussitôt et, si je m'approche un peu trop d'elle, me murmure qu'elle a besoin de son « espace vital » pour récupérer. J'avais oublié son métier de working-girl hors catégorie. Lorsque je sors de mon cabinet, je rentre dans notre loft et je paye la nourrice. Ensuite, je m'occupe de Gabriel du mieux possible. Je lui change ses couches, je le berce, je le fais jouer sur son tapis d'enfant et je lui chante des comptines. Il n'a pas mes yeux mais presque mon sourire. J'ai oublié de prévenir Chloé de cette immense nouvelle. Les choses s'arrangent un peu avec Constance et Justine. On débute par Constance. La gamine est timide. Elle parle peu mais je devine qu'elle commence à m'accepter de plus en plus. Elle est en classe de CM2 et c'est dans mes compétences de l'aider à faire ses devoirs. De plus, elle est curieuse de tout. Chaque soir, elle me pose des questions différentes sur mon métier de médecin, elle veut savoir de quelle maladie souffrent mes patients et de quelle manière je les soigne.

Les choses sont un peu plus drôles avec Justine. Parfois, elle ne sort pas du tout de sa chambre. Parfois, elle vient me voir dans mon bureau et s'installe sur mon petit canapé. Un jour, elle me dit :

« Tu pourrais me prescrire du Xanax ?

— Pour quoi faire ?

— Parce que j'angoisse.

— Tu angoisses de quoi ?

— La faim dans le monde, les épidémies, les guerres en Afrique, les incendies, les inondations, les sécheresses, les tremblements de terre, le réchauffement climatique, tout ça, quoi.

— Tu veux un câlin ?

— Bon, la vérité, c'est que j'ai besoin d'une ordonnance pour la pilule.

— Hors de question, jeune fille.

— Allez quoi ! Tu pourrais au moins servir à quelque chose !

— Demande à ta mère et si elle accepte, je te ferai toutes les ordonnances que tu voudras.

— Mais j'ai un petit copain depuis plus d'un an !

— Alors mettez une capote.

— Ah ! Une capote pour une première fois, c'est franchement dégueulasse.

— Le monde entier est dégueulasse, ma chère Justine.

— Mais il est puceau lui aussi.

— C'est ce qu'ils disent tous.

— Bon, je te propose un marché. Si tu me fais cette ordonnance, je ne dis pas à maman que tu prends du Viagra derrière son dos.

— …

— Eh oui. J'ai fouillé dans ta trousse de toilette.

— Charmante enfant.

— Alors, marché conclu ?

— Marché conclu. Mais promets-moi de mettre une capote malgré tout.

— Promis beau-papa. Parole de scout. De toute façon, tu seras là pour vérifier. Hein, ça te plaira bien de mater ça…

— Justine.

— Quoi.

— Dégage de ce bureau. »

# 49

Ce soir-là, comme tous les autres soirs, j'ai attendu Aurore pendant une bonne partie de la nuit. Lorsqu'elle est arrivée, elle m'a à peine dit bonsoir et elle s'est allongée nue sous les draps. Elle a murmuré :

« Tu peux me baiser si tu veux. Moi, je ne peux plus bouger. Je suis comme morte. Je vais faire l'étoile de mer. Mais vas-y. Amuse-toi si ça peut te détendre. »

Je me suis levé du lit et je suis allé tristement dans la cuisine. Je ne pensais pas que notre couple allait descendre aussi vite et aussi bas. La femme de ma vie, celle pour qui j'avais tout quitté, me demandait presque avec indifférence de pratiquer sur elle une sorte de minuscule viol conjugal. Je me suis servi un grand verre de whisky sec. J'ai avalé ça d'une traite comme si c'était de l'eau. J'ai allumé une cigarette. Je ne voulais plus rien éprouver. Puis, j'ai ressenti la présence d'Aurore contre mon dos. Elle m'a chuchoté à l'oreille :

« Pardon Martin. Je suis très fatiguée. C'est juste ça. Mais je t'aime toujours autant. Surtout ne l'oublie pas.

— C'est tout de même gentil de le préciser.

— À ce point ?

— À ce point. Ma femme s'est transformée en courant d'air depuis quelque temps.

— Avant tu disais une étoile filante.

— Oui mais cette étoile, je ne la vois même plus filer.

— Je vais faire plus attention. Je vais nous réserver davantage d'opportunités pour tous les deux.

— Tu crois que tu pourrais faire ça ?

— Bien sûr que oui.

— Cela me ferait un bien fou, tu sais.

— Eh bien nous le ferons.

— Alors allons nous coucher. Il faut que tu dormes. Tu as besoin de reprendre des forces afin d'être performante pour demain matin. Ce n'est pas grave pour le reste. L'important, c'est que tu m'aimes. Nous ferons l'amour lorsque tu seras plus disponible et c'est très bien comme ça.

— En plus, tu sais que lorsque je suis disponible, je suis ouverte à beaucoup de choses.

— Alors vivement que tu sois à nouveau disponible, mon altesse futuriste. »

Aurore est allée dormir. Je me suis installé face à mon ordinateur et j'ai fait défiler les photos de nus de ma compagne. Ce corps n'était qu'à quelques centimètres de ma personne mais il n'y avait que sur cet écran qu'il acceptait sans broncher de s'offrir à moi en prenant des positions totalement inadmissibles. Au bout d'une poignée de minutes, Aurore me faisait jouir sans le savoir, par écran interposé.

# 50

Gabriel faisait très mal ses nuits. Ça durait depuis des semaines et des semaines. Ça me rendait dingue. J'avais parfois une envie hors du commun de fracasser son minuscule crâne contre le mur de sa chambre. Je me levais toutes les demi-heures pour m'en occuper jusqu'à l'aube.

Aurore, lorsqu'elle était là, dormait, assommée par ses somnifères. J'étais comme ivre d'épuisement. J'avais de plus en plus de difficulté à tenir le coup pendant la journée.

Un matin où je recevais Nicolas Royant, je me décidai à lui en parler franchement :

« Mon jeune ami, en ce moment je me dois de rester efficace le jour comme médecin et la nuit comme baby-sitter.

— Et vous avez besoin de moi comme médecin ou comme baby-sitter ?

— Ni l'un, ni l'autre, mon ours maléfique. J'ai besoin de vous pour que vous me trouviez un petit remontant. De quoi tenir pendant quelques semaines.

— Mais c'est vous le toubib ! C'est vous qui savez quoi prendre pour traverser ce genre de phase.

— Mais nom d'un bourricot ! Je ne vais pas écrire sur une de mes ordonnances : « poudre colombienne » et me pointer dans la pharmacie du coin !

— Ah, vous voulez que je vous trouve de la cocaïne !

— Mais allez-y ! Dites-le encore plus fort ! Que tout le monde dans la salle d'attente puisse bien vous entendre !

— Pardon. Tenez Docteur, j'en ai sur moi. Une dose. Je vous la donne. Cadeau. Je peux vous en apporter même deux grammes demain si ça vous branche.

— Avec grand plaisir. Je devrai vous payer en liquide ?

— Oui, si ça ne vous dérange pas.

— Bien sûr que non. Dites-moi juste combien je dois retirer ?

— Pour demain ?

— Oui.

— Cent soixante euros.

— Mince, ce n'est pas donné comme divertissement. Bon, merci mon cheval fou. Sinon, la santé, tout va bien ?

— La grande forme.

— Avec Hortense ?

— Ça se déroule à merveille. Cette fille me rend heureux à un point que vous n'imaginez même pas. Je trouve même qu'il serait temps de diminuer mes médicaments, qu'en pensez-vous ?

— Pas trop vite mon écureuil foudroyant. Pas trop vite. On va y aller doucement. Je vais juste commencer par baisser un peu votre dose phénoménale d'anxiolytiques.

— Vous, en revanche, vous devriez commencer à en prendre.

— De quoi ?

— Des anxiolytiques.

— Pourquoi ?

— À cause des descentes de coke. La nuit, lorsque vous allez décider de dormir un peu après votre dernière ligne de poudre, vous risquez de mordre la poussière si vous ne prenez rien.

— À ce point ?

— À ce point.

— Merci du conseil mon chimiste exalté. Et à demain avec vos deux grammes d'armée sud-américaine. Je compte sur vous. »

# 51

Au début, je maîtrise à merveille le nouveau produit. Je commence à en prendre juste en fin de journée quand l'épuisement me gagne puis, je redeviens comme neuf jusqu'au retour d'Aurore le plus souvent dans la nuit. Je ne ressens même pas le besoin de me droguer davantage lorsque je dois m'occuper de Gabriel une fois ma femme endormie. En revanche, les rares soirs où ma compagne chérie est en demande d'un rapport physique, je pars me charger quelque peu avec discrétion avant l'accouplement. Car j'ai découvert le plaisir intense et décuplé que procure la joie de faire l'amour sous cette substance diabolique. Grâce à la blanche invention, je deviens insatiable comme jamais. Chaque particule de chair de ma folle compagne me procure un incroyable vertige.

J'ai la sensation d'être un torero qui s'apprête à donner le coup de grâce sous le soleil des arènes madrilènes lorsque je commence à la faire jouir. Je suis l'émotion d'un enfant de douze ans à chaque fois qu'elle m'embrasse sur la bouche. Je manque de mourir foudroyé sur place dès qu'il m'est donné la chance d'apercevoir le grandiose de ses fesses toutes blanches. Je suis la poitrine d'un boxeur qui palpite au dernier round lorsque je ne maîtrise plus mon plaisir.

Je suis un adolescent qui court en pleine nuit dans une rue étroite de sa ville natale pour fêter sa première fugue. Je suis libre comme jamais.

Et je me sens si haut dans le ciel que, pour la première fois depuis le commencement de notre histoire, j'ai la sensation de me rapprocher un peu plus de mon étoile filante et du reste de sa galaxie.

# 52

Je ne me suis pas rendu compte des nouveaux symptômes les premiers temps. Certes, je dormais de moins en moins. Certes, j'achetais tous les jours un peu plus de cocaïne à ce cheval fougueusement égaré de Nicolas Royant. Mais j'avais enfin la sensation, absurde, je le réalise aujourd'hui, de pouvoir toujours rester maître du jeu. Le plus drôle et le plus triste, c'est que j'avais passé une bonne partie de mon existence de praticien à tenter de sortir certains de mes patients de leurs dépendances toxiques. À les contredire sur-le-champ lorsqu'ils me répondaient qu'ils maîtrisaient leur consommation de drogues. À les mettre en garde à chaque fois qu'ils prononçaient cette fameuse phrase : « Je gère Docteur. » À les avertir constamment que, quels que soient leur force de caractère, leur instinct de survie, le produit allait toujours finir par être plus fort qu'eux. Bon sang, je savais tout ça. Comme je savais qu'on ne devait jamais tomber amoureux d'une femme comme Aurore Rosier.

Mais qu'est-ce que j'avais, moi, à mettre toujours ma poitrine en face du premier lance-missiles venu muni d'un sourire dangereux et d'un magique petit nez en trompette ? Très vite, j'ai consommé ma première ligne à l'aube, dès que ma compagne venait de partir, en buvant mon café dans la cuisine avant le réveil des filles et de Gabriel. Entre chacun de mes patients, je me faisais trois larges traces sur mon bureau.

Je raccourcissais le temps octroyé à mes malades pour me faire des rails le plus vite possible. Sans même m'en apercevoir, je suis passé à quatre grammes par jour.

Un soir, Nicolas m'a tenu le discours suivant :

« Je commence à m'inquiéter pour vous Docteur. À m'inquiéter sérieusement.

— Il ne faut pas.

— Je crois que si hélas. Vous en prenez vraiment beaucoup. Je vous rends visite deux fois par jour à présent. Et ce n'est jamais pour évoquer mes éventuels soucis de santé.

— Je maîtrise la situation mon albatros. Je suis médecin. Vous pouvez me croire.

— Non Docteur. Vous n'êtes plus médecin. Vous êtes cocaïnomane. Vous n'êtes plus rien d'autre que ça. Vous n'avez plus aucune autre forme de statut. Vous n'êtes plus amoureux, vous n'êtes plus père, vous n'êtes plus amant, vous n'êtes même plus toubib, vous êtes juste dans la coke jusqu'au cou et ça avant tout le reste.

— Alors, vous proposez quoi ?

— Cela risque de ne pas vous plaire.

— Je vous écoute.

— Au stade où vous en êtes, je crois qu'une hospitalisation s'avère être la seule des possibilités.

— Formidable D'Artagnan ! J'ai un foyer, un métier, un bambin, une femme à aimer, une famille à construire mais non ! Je vais aller faire une petite cure comme un post-ado qui se taillade les veines parce qu'il est en colère contre son papa.

— Imaginez, votre femme vous propose de passer trois jours à Barcelone. Vous devez prendre l'avion. Vous ne pouvez pas emporter de produit sur vous. Vous pensez pouvoir tenir sans rien ?

— Oui. Évidemment.

— Je vous le souhaite, Docteur. Je n'y crois pas une seule seconde mais je vous le souhaite vraiment. »

Lorsque Nicolas fut parti, je me suis enfilé quelques lignes avec une grande rapidité. J'ai ouvert la fenêtre et j'ai allumé une cigarette. Une fois cette dernière terminée, j'ai ouvert la porte de mon cabinet. « Patient suivant », ai-je articulé la bouche sèche, avec une immense difficulté.

# 53

Je restais enfermé de plus en plus souvent dans la modeste pièce du loft qui me servait de bureau. J'avais fait installer une petite serrure qui me servait de verrou. C'était donc la planque parfaite pour taper de la poudre et poursuivre avec frénésie l'écriture de mon journal intime sur mes carnets noirs. À présent, j'avais tout notifié à l'intérieur des pages. De ma première rencontre avec Aurore jusqu'à aujourd'hui. Je confessais le moindre des secrets. Y compris les choses les plus inavouables.

Un jour, en fin d'après-midi, alors que Gabriel dormait, Justine a frappé à ma porte. J'ai rangé mon produit et je lui ai ouvert. Elle s'est avancée, s'est assise sur le petit fauteuil qui me faisait face et a tendu son bras vers moi en ouvrant sa main. J'ai découvert un sachet de coke tout neuf à l'intérieur. Elle a murmuré :

« J'ai trouvé ça dans ta poche hier soir.

— …

— Tu te drogues Guy Marchand ?

— Guy Marchand ?

— Oui. C'est comme ça que je t'appelle pour emmerder ma mère. Alors ?

— Pas du tout. C'est un patient qui me l'a donné parce qu'il essaie d'arrêter. C'était sa dernière dose. Il ne voulait pas la garder sur lui de peur de craquer. Alors, il me l'a remise. Fin de l'histoire.

— Fin de l'histoire ?

— Oui madame.

— Donc, tu peux me laisser jeter un œil dans tes tiroirs puisque tu ne caches rien ?

— Évidemment. »

Match au sommet. On se dévisage l'un et l'autre. Coup de bluff intersidéral de ma part. Justine n'a qu'à soulever la première feuille qui se trouve devant moi et je suis fait comme un rat.

Elle m'annonce en souriant : « Je te crois Martin. Mais je préfère juste vérifier. Ça va prendre trente secondes. » Elle en a mis cinq pour découvrir le pot aux roses :

« Donc, tu prends de la coke ?

— Non. Bien sûr que non. J'en prends juste exceptionnellement certaines fois pour tenir le coup. C'est tout.

— Mais pourquoi tu dois prendre ce truc pour tenir le coup ?

— C'est juste un ensemble de choses qui deviennent assez difficiles à supporter en ce moment.

— C'est nous que tu ne supportes plus ?

— Tu veux vraiment savoir ?

— Oui.

— C'est la terre que je ne supporte plus, ma chère Justine. La terre entière dans son immense globalité. Tu veux en savoir davantage ?

— Pourquoi pas.

— J'en prends quatre grammes par jour en ce moment de cette saloperie. Et je suis devenu totalement dépendant. Et tu peux tout balancer à ta mère parce qu'au stade où j'en suis, franchement, je crois même que ça pourrait me faire du bien. Et je tape de la coke dès mon réveil jusqu'à la nuit tombée. Jusqu'au retour d'Aurore. Et dès qu'elle s'est endormie, je retourne dans la cuisine pour me faire une dernière trace. Ensuite, je gère Gabriel jusqu'à l'aube. Et je recommence le lendemain matin. Voilà ma vie de merde, Justine. Voilà à quel point j'ai la forme en ce moment.

— Je trouve toujours que tu es un vieux con mais il y a quelque chose qui te sauve.

— …

— C'est ta tristesse. C'est ta tristesse qui te sauve.

— Tu peux me laisser, maintenant.

— Qu'est-ce que je peux faire pour te filer un coup de main, moi ?

— Rien ma grande. Je suis bien trop bas, bien trop loin pour que tu puisses faire quoi que ce soit.

— Déjà, tu dois savoir que je ne dirai rien. Jamais je ne ferai un truc pareil. En revanche, j'aimerais y goûter. Rien qu'une seule fois.

— Tu déconnes ?

— Non.

— Tu abuses un peu, là, non ?

— Fais pas ton ancêtre avec moi. Je sais que tu n'es pas comme ça. Dans le fond.

— Regarde-moi bien. Tu vois la loque que je suis devenu en quelques semaines à cause de ce truc ?

— Juste un tout petit. Pour essayer et ne pas mourir conne.

— …

— Allez…

— Tu fais vraiment chier Justine. Une demi-ligne, pas plus.

— Pas plus.

— Bon, tu vas voir, c'est la première sensation qui est la meilleure. Direction un aller simple vers la planète Mars avec départ immédiat. Tu vas te sentir vivante, euphorique, invincible et pleine de désir comme jamais. Et quelles que soient les doses que tu vas consommer par la suite, tu ne retrouveras jamais ce premier instant. Alors savoure ma jolie. »

J'ai fait une minuscule trace à ma belle-fille et, trois secondes plus tard, elle s'est exclamée un « Oh putain la merveille », qui sortait du fond de ses entrailles. Nous avons discuté ensuite deux longues heures sans la moindre interruption. Elle m'a raconté sa première fois avec son mec. Elle regrettait le manque de préliminaires de sa part et le fait qu'il ne soit pas descendu « à la cave » avant de la pénétrer. Je ne connaissais pas cette expression. Elle m'a expliqué que cela signifiait que son petit ami ne l'avait pas embrassée entre les cuisses.

Elle m'a avoué qu'elle n'avait pas souffert pendant l'acte. Mais qu'elle n'avait pas été non plus assez humide pour y prendre du plaisir. Qu'elle avait laissé son copain s'activer sur son corps une poignée de secondes sans ressentir grand-chose. Puis, il avait éjaculé très rapidement et elle s'était sentie bien seule. Elle avait été en demande de caresses par la suite mais il n'avait rien fait hormis remettre ses vêtements à la hâte.

Je lui ai expliqué que ce n'était pas grave du tout, que les premières fois étaient toujours un peu décevantes. Je lui ai même confié que pour sa deuxième aventure, il fallait qu'elle choisisse un jeune homme avec un peu plus d'expérience. Quelqu'un qui sache s'occuper d'elle avant de lui faire l'amour. Afin qu'elle crève d'envie d'être pénétrée. Y compris un vieux, pourquoi pas.

« Un vieux avec du Viagra ? » Elle a rigolé. « En voilà une bonne idée, » ai-je murmuré en lui souriant. Justine avait les beaux yeux gris de sa mère. Je n'avais jamais fait véritablement attention à son visage. Et je le trouvais tout à fait charmant, au bout du compte. Elle portait un T-Shirt court à même la peau et une minijupe en jean sans collant. On voyait son nombril. Elle décroisa ses jambes fines et nues. J'aperçus un petit bout de sa culotte. La jeune fille avait à présent les yeux brillants. Elle murmura :

« Tu sais qu'on ne m'a jamais embrassée entre les cuisses.

— …

— Je ne sais même pas ce qu'on peut ressentir dans ces cas-là.

— Je suis certain que tu vas adorer.

— J'aimerais que, lorsque ça va m'arriver pour la première fois, ce soit bien fait. Tu comprends.

— …

— Que ce soit fait par un homme qui maîtrise le truc à la perfection. Pas par un jeune chien fou.

— Tu divagues ma Justine. La drogue te fait dire n'importe quoi. Elle te fait raconter des choses que tu vas regretter demain.

— Au contraire, je ne me suis jamais sentie aussi lucide. Et puis demain je serai peut-être morte.

— On est sur une mauvaise pente là. Vraiment.

— J'y peux rien si je t'ai vu faire ça à ma mère une nuit et que son visage était comme métamorphosé par le vice. Elle semblait presque aller bien pour une fois. »

Un long silence s'installa pendant lequel un désir frénétique sembla envahir toute la pièce. Après quelques minutes qui me semblèrent très lentes, Justine plongea ses yeux dans les miens et retira lentement le petit morceau de tissu qui cachait son sexe brun sans me quitter du regard. La jeune fille me défiait avec une infinie gourmandise. Dans un ultime effort, je lui ai ordonné de quitter les lieux. Une fois seul, j'ai fermé les yeux en rêvant de la suite. Je l'ai imaginée en train de m'offrir en un seul mouvement sa petite toison sombre de la manière la plus explosive et visuelle possible.

J'ai d'abord fantasmé ce modeste, angélique et déjà bien fourni buisson noir encore si pur qu'elle exposait intégralement sans la moindre inhibition. Je rêvais d'un moment immobile à juste découvrir la beauté vulnérable de cette œuvre éphémère.

Je me souviens avoir eu une dernière pensée. Celle que puisque j'étais déjà en enfer autant y plonger complètement.

## 54

Un jeudi soir, Aurore est arrivée plus tôt que d'ordinaire. Elle m'a prise dans ses bras et m'a annoncé fièrement que nous partions en Toscane pour le week-end. Ma femme s'était occupée de tout. Elle a même ajouté : « J'ai réservé une vaste chambre dans un palace. Nous avons deux jours rien que pour nous deux. On pourra faire tout ce que tu voudras. Baiser sans fin le jour comme la nuit si ça nous chante. Ne pas bouger de notre suite et se faire livrer du room-service. On pourra se balader dans des petits villages typiques de ce beau coin d'Italie et je te sucerai dans des ruelles sombres. Alors, il est heureux mon homme ?

— Plus qu'heureux ! » me suis-je exclamé en feignant une immense joie de vivre.

Le vendredi matin, je téléphone d'urgence à Nicolas Royant pour qu'il me livre neuf grammes de cocaïne. Il débarque en début d'après-midi dans mon cabinet avec une mine sévère. Je préfère tout lui avouer dès le début :

« Je pars ce week-end en Toscane. Vous n'étiez pas loin avec votre idée de Barcelone.

— Et vous comptez en prendre avec vous.

— Oui. Je le crains. Comment dois-je faire à l'aéroport, mon ourson chimérique ?

— Planquez l'ensemble dans votre slip. C'est vieux comme le monde mais c'est encore le truc le plus sûr à faire.

— Merci.

— Ce n'est vraiment pas la peine de me remercier. Je ne vous rends plus service à l'heure où je vous parle. Et le pire, c'est que je suis encore moins convaincu que vous teniez compte de la phrase que je viens de prononcer juste avant.

— Je vous jure qu'après ce week-end, j'arrête cette merde.

— Le nombre de fois où j'ai pu prononcer cette phrase.

— Vous pouvez me croire.

— Le nombre de fois où j'ai prononcé cette phrase aussi.

— Juré, Mon fidèle Lieutenant.

— Vous savez ce qui pourrait vous arriver de mieux au stade où vous en êtes ?

— Dites-moi tout, petit chérubin.

— Vous faire choper à la douane. Sous les yeux d'Aurore. Et que l'on vous rende clean par la force. Ensuite, vous allez voir comme c'est bon de respirer après. Bien après. Une fois qu'on est sorti d'affaire.

— Vous paraissez bien sûr de vous pour un toxicomane.

— Martin, je ne vous ai rien dit puisque vous ne me demandez plus rien, mais depuis ma rencontre avec Hortense, je ne consomme plus un seul gramme de poudre. Et le premier sachet que je vous ai offert, je l'avais dans ma poche depuis des lustres. Il était juste présent pour me prouver que je pouvais tenir bon. Aujourd'hui, nous avons emménagé dans l'Essonne et je me shoote uniquement aux aisselles de mon amoureuse lorsqu'elle rentre de son footing et rien qu'à ça. Et ce n'est pas mal comme nouvelle came. C'est une came en vente libre ! Gratuite ! Elle est disponible tous les soirs ! Je vous jure que ça vaudrait le coup d'essayer avec Aurore, si un jour, vous décidez de changer de produit pour un truc qui vaut vraiment la peine de vivre. »

# 55

Le matin du départ, après avoir pris ma douche, j'ai enfilé un boxer moulant et j'ai placé les sachets de coke sous mes testicules. Nous sommes arrivés à l'aéroport. Nous avons enregistré nos billets. Puis, la longue et interminable queue pour passer à la douane a commencé. Et j'ai aperçu ce que je redoutais tant depuis la veille : des chiens policiers. Ils étaient encore loin mais ils semblaient venir vers moi, dans le dos d'Aurore. J'ai pris mon amoureuse dans les bras, je l'ai serrée le plus fort que je pouvais en fermant les yeux. Une fois revenu à la réalité, ils avaient comme disparu.



À présent, je passe sous le portique de contrôle. Ce dernier sonne. Le flic me demande de retirer mes chaussures, ma ceinture et tout ce que j'ai dans mes poches. Je m'exécute. Je passe une deuxième fois. Il sonne à nouveau. D'un seul coup, le flic me regarde, il me regarde vraiment, il semble me découvrir pour la première fois et même s'intéresser à moi pour de bon. Il me demande de lever les bras et d'écarter les jambes. Il débute une méticuleuse palpation en commençant par les chevilles. La fin du monde est pour bientôt. C'est peut-être mieux ainsi. Au loin, je découvre à nouveau les bergers allemands des stups qui cette fois-ci se dirigent bravement vers ma direction d'un flair décidé.

C'est alors que la chaude voix d'Aurore Rosier résonne dans l'oreille du policier : « Monsieur l'agent, la pire chose que mon mari pourrait faire à l'intérieur de cet avion, c'est l'amour avec sa femme dans les toilettes. Mais j'ose à peine y croire. » L'homme contemple cette impératrice venue d'un autre système solaire, se relève, cesse sa fouille au corps et se contente juste de vider mon sac à dos pour la forme. C'est avec une chemise trempée de trouille froide que j'ai fait semblant de patienter avec l'air détendu en salle d'embarquement.

Le vol a été d'une lenteur extrême. Je n'ai pas pu m'empêcher d'aller aux toilettes pour sniffer trois rails. À mon retour, Aurore m'a murmuré :

« J'aurais pu t'accompagner, tu sais.

— On a tout le week-end, mon amour. Et puis, les w.-c. d'un avion, c'est vraiment un cliché des années soixante-dix. »

Nous avons déjeuné sur une terrasse splendide. Mais je n'ai pas pu profiter du panorama. Je suis parti me repoudrer le nez toutes les vingt minutes.

À un moment, Aurore s'est inquiétée :

« Que t'arrive-t-il mon homme ? Tu es sûr que tout va bien ?

— Rien de grave, ma femme adorée. C'est juste que depuis quelques jours, j'ai envie d'aller uriner constamment. C'est l'âge. Il va falloir que je pense à faire vérifier ma prostate ! Pardon d'être aussi peu romantique.

— Je m'en tape. J'aime tout chez vous mon cher médecin. Y compris votre adorable petite prostate. »



Nous avons passé quarante-huit heures à faire l'amour dans notre chambre. À redécouvrir nos goûts, nos peaux, nos fluides corporels. De temps en temps, Aurore, à bout de forces, s'endormait quelques heures. J'en profitais pour aller me recharger dans la salle de bains. Une fois comme neuf et vif comme l'éclair, je réveillais ma douce par des baisers et des caresses qui commençaient dans la délicatesse puis devenaient de plus en plus convaincants.

Au final, Aurore et moi, pendant l'intégralité du week-end, n'avons vu en tout et pour tout de l'Italie qu'une simple piscine, à savoir l'unique vue qu'on avait depuis le balcon de notre suite, symbole de notre parenthèse enchantée.

En ce qui me concerne, je considère à présent cette piscine quelconque comme la plus belle région de ce fabuleux pays.

# 56

Le premier signe avant-coureur a eu lieu un dimanche pendant un brunch à la maison. Chloé, pour la première fois, avait eu l'autorisation maternelle de se joindre à nous. Elle avait profité de Gabriel toute la matinée et sympathisé avec Constance, de quelques années plus âgée qu'elle. J'avais l'impression de vivre un véritable rêve éveillé. D'être enfin à destination, au bout de quelque chose de bien. Nous nous sommes mis à table. Et tout se déroulait d'une belle façon mélodieuse. Même Justine semblait presque de bonne humeur.



Et puis, je me suis penché vers la conséquente pile de crêpes afin de m'en servir une. Et j'ai vu ma crêpe devenir rouge au fur et à mesure. D'abord par gouttes successives puis presque totalement. Alors j'ai découvert le visage terrifié de ma petite fille. Mon nez pissait le sang comme jamais. Je me suis reculé aussi vite que j'ai pu. J'ai pris un sopalin. « C'est rien, j'ai balancé à la cantonade, juste un problème de coagulation, ça va passer très vite, ça m'arrive souvent, ne vous inquiétez surtout pas. »

Mais j'ai croisé le regard de Justine. Un regard douloureux et tranchant. Un regard qui n'était dupe de rien.

# 57

Je suis en face de Nicolas Royant. Son visage est fermé à triple tour. Je sens qu'il ne va rien lâcher. Que sa décision est prise. Il est comme une femme sur le point de quitter son mari définitivement. Ce n'est même pas la peine de tenter quoi que ce soit. La partie est déjà pliée d'avance. Mais je plonge dans le vide malgré tout :

« Puisque je vous dis que c'est la dernière fois que je vous demande de me vendre quelque chose !

— Non, Docteur. C'est sans moi maintenant. C'est allé trop loin. Vous devez vous faire soigner. Tout de suite.

— Un dernier gramme, ma gazelle astronomique. Un dernier gramme et j'arrête. Je le jure sur la Sainte Mère l'Église !

— Trouvez quelqu'un d'autre pour vous faire crever. Moi, j'arrête ici. Je vous aime un peu trop pour continuer comme ça.

— Donnez-moi au moins le numéro de votre dealer.

— Jamais de la vie. »

Je me suis levé comme pour une ultime plaidoirie. Mais d'un seul coup, je pesais une tonne. J'avais beau cligner des yeux, je ne voyais plus Nicolas mais juste quelques couleurs comme des étoiles lumineuses.

Et puis tout est devenu beaucoup plus sombre. Alors, enfin, en m'écroulant, je suis redevenu ce que l'on était avant de naître, à savoir rien, juste une sorte de sommeil profond.

# 58

J'ouvre les yeux. Je suis allongé dans un lit d'hôpital. Nicolas est à mes côtés. Il me tient la main. Un médecin me fait face. Il articule sèchement :

« Cher confrère, vous êtes à Cochin. Vous venez de faire un petit AVC. Je suppose que vous savez pourquoi. On a fait des analyses de sang.

— …

— La cocaïne en forte proportion que vous avez dans l'organisme est la cause de votre accident vasculaire cérébral.

— Que dois-je faire maintenant ?

— Remercier le ciel pour commencer. Parce que vous avez eu une sacrée veine cette fois-ci. Ensuite, effectuer un sevrage dès que possible. Votre compagnon et personne de confiance, Monsieur Royant, m'a dit qu'il avait déjà pris contact avec une clinique. Bon, je vous laisse. Au revoir. Et que ça vous serve de leçon. »

Je me tourne vers Nicolas. J'ai les yeux pleins de larmes. Il a eu le cran et l'esprit de dire au toubib qu'il était mon compagnon afin que l'on ne prévienne pas immédiatement ma bien-aimée pour lui annoncer la vérité et surtout les raisons de mon lamentable état de santé.

Je le supplie de trouver une solution afin qu'Aurore ne découvre pas ma terrible addiction. Il me promet de m'aider uniquement si je m'engage à entrer en cure dès le lendemain. J'accepte. Cependant, Nicolas m'explique que ce n'est pas en trois semaines de clinique que je serai sorti d'affaire, qu'il ne suffit pas de vouloir arrêter pour y arriver. Que le voyage sera long, semé d'embûches et qu'un jour seulement, bien plus tard, un jour bien rare, alors qu'on n'y croira presque plus, on pourra tenir la main de quelqu'un d'autre et que le ciel sera beau, enfin.

En ce qui concerne Aurore, nous mettons au point un petit stratagème. Nicolas fonce en direction de mon cabinet et chope dans un placard ma vieille blouse blanche d'étudiant en médecine. Dès son retour, je décide d'appeler la femme du reste de ma vie. Aurore arrive une heure plus tard, morte d'angoisse me concernant. Elle n'ose même pas me prendre dans ses bras tant elle a peur de me faire mal. J'ai la sensation d'être une brindille calcinée. Ma femme dépose juste sa tête sur ma poitrine. Son odeur de transpiration nerveuse générée par l'angoisse me réconforte un peu.

Nicolas Royant, vêtu de mon ancestrale blouse blanche, entre en jeu et dans la chambre de manière spartiate. Je lui ai fait apprendre son texte au cordeau :

« Bonsoir madame, Docteur Royant, je suis le neurologue de votre conjoint. Je vais vous faire un bref résumé des faits. Voilà. Votre compagnon a fait ce matin ce qu'on appelle un minuscule AVC. À savoir qu'il a perdu connaissance une à deux secondes tout au plus. Rien de grave n'est apparu au scanner. Pas la moindre lésion cérébrale inquiétante. C'est là l'important.

— Pourquoi est-ce arrivé ?

— Surmenage. Dans le cas de Monsieur Faubert, c'est évident. Son cerveau a lâché en premier. Mais cela aurait très bien pu aussi être son cœur. Cet homme a une tension extrêmement faible, un taux de leucocytes élevé et ne possède presque plus aucune défense immunitaire.

— Que lui arrive-t-il ?

— Nous avons quelque peu échangé, lui et moi. Voyez-vous, pour un homme de cinquante ans, travailler le jour six jours sur sept et veiller un tout jeune bébé la nuit, c'est courir au suicide. Bien sûr, vous allez me dire que notre homme est médecin et qu'il aurait dû s'apercevoir lui-même que son corps était à bout de souffle. Mais vous connaissez le vieil adage : les médecins sont les plus mal soignés. De fait, nous en avons un exemple dans ce lit. Un exemple fragile, au bord du gouffre, dont il va falloir prendre grand soin.

— Qu'est-ce qu'on peut faire ?

— Une cure de repos total pendant trois semaines avec le moins de visites possible dans un établissement que je vais vous conseiller.

— Merci Docteur.

— Je vous en prie madame. Prenez bien soin de lui. Vous savez, le docteur Faubert a beaucoup compté pour moi.

— Pour quelles raisons ?

— C'est son engagement à Médecins sans frontières qui m'a donné envie d'aller passer un très long séjour en Colombie avant de m'installer à Paris. Un séjour dont j'ai bien failli ne jamais revenir vivant tant la Colombie est dangereuse.

Un peu comme lui n'a jamais failli revenir de ce pays, d'ailleurs.

— Je ne savais pas que Martin avait inspiré de telles vocations.

— C'est un homme plein de secrets et aussi, j'espère, plein de ressources. »

# 59

Le lendemain, je quittai l'hôpital Cochin pour la Clinique des lilas à Brie-Comte-Robert.

Brie-Comte-Robert. Ce lieu n'était pas une commune. C'était un machin. Un machin qui n'était plus la banlieue, pas encore la province et déjà plus Paris depuis des siècles et des siècles. C'était juste un endroit pire que tous les autres. À mon arrivée, une Martiniquaise faussement souriante a fouillé l'intégralité de mes bagages en allant même jusqu'à regarder l'intérieur de mes paires de chaussettes.

En fin de journée, j'ai reçu la visite de mon addictologue, le docteur Arthur Monge, un homme d'une cinquantaine d'années, à savoir de ma génération. Il portait une barbe fournie, avait de beaux yeux bleu clair et tenait un petit cigare éteint entre ses doigts.

« Bonsoir cher confrère, me dit-il.

— Bonsoir Docteur.

— C'est très étrange.

— Quoi donc ?

— Commencer une carrière de toxicomane à votre âge. C'est très étrange. En trente années de carrière, je n'avais jamais vu ça.

— On va dire que les derniers mois étaient quelque peu tourmentés.

— On aura tout le temps d'évoquer votre situation.

— Très bien. Et à part ça, simple curiosité, la plupart de vos patients sont ici pour quelles raisons ?

— Dépression.

— À ce point ?

— Oh que oui. Tout le monde est dépressif aujourd'hui, cher monsieur. C'est une nouvelle tendance qui s'éternise. Absolument tout le monde. Les jeunes, les vieux. Les homos, les hétéros. Les hommes mariés, les vieilles filles, les célibataires. Les grands, les petits. Les banlieusards, les Parisiens. Les imberbes, les poilus. Les écolos, les fachos, les végétariens, les couples, les capitalistes, les rentiers, les gauchistes et même certaines femmes de ménage.

— Même les pauvres ont le temps d'être dépressifs ?

— Même les pauvres. »

# 60

Lors de mes promenades dans le petit square de la clinique, je me suis fait un compagnon de misère prénommé Joseph. Mon nouvel ami est ici à cause d'un burn-out assez corsé. Il est grand, blond avec d'immenses yeux verts et une longue queue-de-cheval. Un soir, chez lui, devant sa femme et ses trois enfants, il a tout cassé dans la maison. Mais vraiment tout. De la télévision jusqu'au dernier des verres en passant par la table de jardin. Puis il s'en est allé. Comme il me l'avoue avec un certain panache : « je crois que mon pronostic conjugal est engagé ». Mais Joseph possède aussi parfois d'étranges visions :

« Tu sais Martin, je sais des choses.

— Comme quoi ?

— Secret-défense.

— Allez, balance.

— D'accord mais tu fermes ta gueule.

— Promis.

— Bon, ne cherche pas à savoir comment j'ai appris ça parce que je préfère crever que de révéler mes sources. Mais j'ai découvert qu'en 2027, le monde va être en proie à une immense guerre de religion. Résultat de cette boucherie : deux milliards de morts. Coup de chance, une scientifique de renom brésilienne va découvrir comment téléphoner dans le passé. Elle va donc se téléphoner à elle-même en 2022 afin de propager un nouveau virus qui va isoler les gens pour éviter qu'ils ne s'entretuent. Nous vivons cette époque Martin. Et malgré ça, rien ne change. Voilà l'horreur.

— La planète a connu un petit virus quand même.

— Rien du tout. Les vaccins sont arrivés. L'horreur a les portes grandes ouvertes pour son futur chaos religieux.

— Pourquoi, l'horreur ?

— Personne n'a jamais entendu parler d'une nouvelle épidémie franchement dévastatrice. Je ne te parle pas de ce petit rhume qui fait claquer les vieux deux mois avant l'heure fatidique. Mais d'un truc gigantesque qui nous obligerait pendant six longues années à ne jamais bouger de chez nous pour éviter le chaos sanglant de cette nouvelle guerre mondiale entre religions.

— Pas cool. Et tu as des nouvelles de la scientifique ? Celle qui vit en 2022, je veux dire.

— Cette Brésilienne en question est sans doute bâillonnée dans une geôle infâme sans air conditionné en Thaïlande ou pire encore, en Corse.

— Tu crois ?

— Évidemment.

— Et tu sais quoi d'autre ?

— Plein de trucs. Je suis même en train d'écrire un bouquin si tu veux tout savoir.

— Mais je veux savoir. De quoi ça parle ?

— Bon. Ça commence par un homme qui n'est que poussière sur un terrain vague. Puis, il prend progressivement forme humaine dans un village avec son chien. Le type demande qu'on ne lui pose aucune question sur sa vie privée. Il veut juste jouer au rugby. C'est à peine un amateur. Les autres voient qu'il n'est pas un grand sportif. Mais le type cherche vraiment à progresser. Cet homme semble ne pas avoir de passé et découvre un sentiment qui ne faisait pas partie de son système neuronal : l'amitié. Et même la fraternité grâce aux troisièmes mi-temps. Son chien est doté d'une intelligence remarquable. Plus le temps passe, plus le corps de l'homme commence à se métamorphoser. C'est trop fulgurant pour être honnête. Il fait des progrès de dingue sur la pelouse chaque semaine. Il imite à la perfection tous les joueurs à chacun de leurs postes sur le terrain. Un des gars décide d'enquêter afin d'en savoir un peu plus sur le bonhomme. Et alors…

— Et alors…

— Et alors il va découvrir que le soir venu, le chien se métamorphose en étudiant spécialisé en sociologie interstellaire, lequel, accroche-toi, a fabriqué son maître, et que ce dernier, en fait, n'est qu'un clone de l'étudiant, à savoir du chien, un clone sportif qui doit analyser les interactions à l'intérieur de la brutalité d'un monde non belliqueux, le rugby.

— Quand même…

— C'est pas tout ! L'étudiant, le chien, donc, croit qu'en dopant son clone, celui-ci va devenir meilleur. Il se trompe. Avec le temps, il va réaliser que la philosophie du rugby n'est pas la force brute mais la solidarité entre frères. Du coup, le chien, à savoir l'étudiant, va repartir en laissant son rugbyman avec son caractère canin. Car en fait, et c'est la morale de l'histoire, le chien n'est pas celui qu'on croit. Plus tard, l'étudiant en sociologie interstellaire, déçu par la vie, sa femme et ses enfants, va tout casser chez lui et se remettra lui-même en terre. Quant à son sportif de clone, il finira sa vie dans le village comme il l'aura commencée : en poussière dispersée sur le gazon du club.

— Pas commun comme histoire.

— Oui mais tu ne peux pas comprendre si tu n'as pas le tome II en tête.

— Je pourrais te présenter une éditrice que le tome I pourrait déjà intéresser.

— Ah oui ?

— Oui. C'est une ancienne patiente. Je l'ai bien connue par le passé. Je suis incapable de te dire de quelle planète elle nous est arrivée. On raconte tellement de choses sur cette femme. Elle se prénomme Clara. Certains disent même qu'ils l'ont vue voler. D'autres racontent, que, dès son plus jeune âge, elle mangeait déjà des compotes de couilles de taureaux au sortir de la crèche. Elle est brave comme un aigle. Farouche comme un fauve. Libre comme personne. Au petit-déjeuner, elle saigne des jeunes capitalistes qu'elle juge trop libéraux ainsi que quelques antispécistes pour boire leur sang à grandes gorgées. Elle dit que ça forge le caractère et que c'est formidable pour la santé. Elle est capable de publier le meilleur comme le pire et c'est dans le pire qu'elle est la meilleure. Je ne l'ai jamais vue avoir peur de quoi que ce soit. Elle possède cette façon particulière de faire un pas de côté pour regarder les gens, les choses et les œuvres. Avec sa façon d'aimer l'étrange et le paranormal, même ton histoire, elle sera capable d'en hisser les couleurs. Pour la beauté du geste. Pour faire chier le monde. Ou parce que c'est bien plus beau lorsque c'est indéfendable.

— Elle a l'air bien cette fille.

— Plus que ça Joseph. Beaucoup plus que ça. »

# 61

Aurore débarque avec des crevettes roses et une tonne de magazines dans ma chambre de la Clinique des lilas. C'est ma toute première visite depuis maintenant huit jours. Elle est attentive, prévenante, délicate. Pour l'instant, le secret est bien gardé. Je suis là officiellement pour me reposer, reprendre des forces, me nourrir à intervalles réguliers et retrouver l'appétit. Ma femme me dit qu'elle aurait dû s'apercevoir que j'avais maigri à ce point. Elle s'en veut, je la cite, d'avoir été « bouffée par son travail » et de ne pas avoir réalisé combien j'allais mal à devoir tout supporter. Je la rassure du mieux possible. Je lui dis que le pire est derrière nous.

Nous nous allongeons sur mon lit simple en nous serrant l'un contre l'autre. Elle me fait promettre, une fois tiré d'affaire, de diminuer de moitié de mes patients. Je m'engage à tenir parole. Un peu plus tard, elle me chuchote à l'oreille avec la voix d'une petite fille qui projette de faire une immense bêtise : « Bon, je vais m'occuper de toi maintenant. Tu es le malade après tout… »

Aurore se lève et retire mon bas de survêtement. Je n'avais pas prévu une telle situation et je ne possède pas le moindre Viagra à proximité.

Je tente un :

« C'est formellement interdit par le règlement mon amour. Un soignant peut passer à tout instant. En plus, je n'ai pas pris de douche ce matin.

— En ce qui concerne les règlements mon chéri, ils sont faits pour être respectés par tout le monde et transgressés par quelques-uns. Pour ta douche, je vais régler ça tout de suite. »

Elle est allée dans la salle de bains et en est revenue avec un gant de toilette humide et un sourire jusqu'aux oreilles. Ma compagne diabolique a poursuivi son travail de sape en virant mon caleçon. Elle a nettoyé ensuite à l'eau tiède mon anatomie molle avec une immense douceur. Elle a tout essuyé à l'aide d'une serviette de bain puis elle a murmuré : « À moi de jouer. Toi, tu ne bouges plus. Tu fermes les yeux et tu savoures. »

J'ai gardé les yeux grands ouverts. Ma reine a plongé sa tête entre mes cuisses. Et lentement, au fur et à mesure, avec une sensualité folle, sa bouche a fait l'amour avec mon sexe. Totalement l'amour. En prenant tout son temps. On aurait dit qu'elle avait fait le choix merveilleux de consacrer sa journée entière à ne faire que cela. Elle me suçait comme si sa vie en dépendait. Comme si c'était l'ultime chose valable à faire avant la fin du monde. Il y avait de l'ardeur dans sa démarche, de la gourmandise, de l'inattendu et une pointe de folie inexplicable. Au point que, naturellement, je suis devenu dur comme jamais. Au point même que j'en ai pleuré de bonheur quelques minutes plus tard.

Nous avons flâné dans le parc pour finir sur un banc. Sans trop savoir pourquoi, j'ai vidé mon sac :

« Mon amour, qu'est-ce que tu me trouves au bout du compte ? Je n'ai pas de fortune personnelle. On ne peut pas dire non plus que je possède un physique exceptionnel. D'après ta fille, je ressemble même plus à Guy Marchand qu'à quelqu'un d'attractif. Tu as dix ans de moins que moi, je me retrouve à l'hôpital et tu es la femme la plus incroyable que la Terre ait connue. Alors. Explique-moi s'il te plaît. Sans subterfuge. Explique-moi franchement. J'ai besoin de comprendre.

— Disons que je t'ai acheté à la baisse, Martin.

— …

— Afin d'être certaine que tu ne me feras jamais défaut. Et c'est le cas. Tu m'as aimée follement. Dès la première seconde. Sans marchandage. Sans contrepartie. Tu m'aimes comme on aime pour la première fois. Et tu sembles prêt à mourir pour moi.

— Je le suis.

— C'est tout ce dont j'ai besoin. D'un pion prêt à mourir pour sa reine. Tu sais, je me lasse assez vite de tous ces beaux mâles qui ne veulent que m'accrocher à leur tableau de chasse, qui me convoitent comme on rêve d'obtenir un trophée supplémentaire. Et je refuse d'être de celles qu'on exhibe lors des dîners en ville afin d'affirmer sa réussite virile et sociale. En plus, tu me baises vraiment très bien. C'est loin d'être un détail. »



Cette dernière phrase me fit l'effet d'avoir remporté la Ligue des champions. Et j'ai compris au même instant que c'était la raison pour laquelle on s'arrachait à prix d'or les droits du foot européen.

# 62

J'ai raccompagné mon altesse suprême jusqu'à la porte d'entrée de la clinique. Aurore avait sa tête contre mon épaule. Elle m'a soufflé avec gentillesse les mots suivants :

« Prends tout le temps dont tu as besoin ici pour te refaire une santé mon chéri. Je ne vais pas te laisser au bord de la route. Je vais t'attendre Martin. Tu es l'homme du reste de ma vie. Je vais prendre soin de notre amour comme d'un enfant malade.

— Merci Aurore. Je ne t'attendais pas sur ce terrain-là. C'est peut-être l'une des choses qui me bouleversent le plus chez toi, ne jamais savoir à quoi va bien pouvoir ressembler ta toute prochaine réaction. Et sinon, comment ça se passe à la maison ?

— J'ai trouvé une nourrice incroyable pour s'occuper de Gabriel. Constance est toujours aussi calme. Et Justine continue à me faire chier au plus haut point.

— Que se passe-t-il cette fois-ci ?

— Mademoiselle a décidé de partir au mois de juillet en Croatie avec son jules. Je lui ai dit d'aller se faire foutre.

— Si tu refuses, elle va faire bien pire pendant toutes les vacances.

— C'est-à-dire ?

— Oh, je lui fais entièrement confiance pour trouver. En revanche, si tu lui annonces que tu as changé d'avis, que tu acceptes ce voyage, je suis sûr qu'elle sera à la hauteur de la chance que tu lui accordes. Je peux même te garantir qu'elle sera digne de ta confiance.

— Je peux lui dire que l'idée vient de toi ?

— Pour quelles raisons ?

— Parce que si elle croit que ça vient de moi, elle va avoir l'impression qu'elle a eu l'avantage et qu'elle a gagné la partie. Ça, je ne pourrais pas le supporter.

— Fais comme bon te semble mon amour. Tu peux lui dire tout ce que tu voudras. »

# 63

Le docteur Monge se caresse la barbe et m'observe comme si j'étais un spécimen rare et peu réceptif à toute forme de communication. Je me décide à briser le silence :

« Que dois-je faire pour m'en sortir, cher confrère.

— Que dalle. Vous allez essayer tout un tas de trucs qui vont échouer les uns après les autres. La volonté n'a rien à voir là-dedans. Pire, il n'y a aucune dépendance physique à la cocaïne. Donc aucun sevrage valable. Pas le moindre médicament de substitution. Vous allez rechuter à de nombreuses reprises et enchaîner les séjours de clinique en clinique. Parfois, même, vous allez renoncer avec la certitude que cette fois-ci, le combat est bel et bien perdu. Votre consommation de drogue risque de vous isoler de façon irrémédiable. Elle va abîmer vos relations avec vos proches, y compris ceux auxquels vous tenez le plus. Sans compter votre future déroute professionnelle et votre compte bancaire qui va s'évanouir comme neige au soleil.

— …

— Et puis un jour, quelqu'un va vous tendre la main, quelqu'un ou quelque chose que vous n'attendiez plus. Bien sûr, c'est une maladie chronique, personne n'a jamais la certitude d'être totalement sorti d'affaire mais vous allez pouvoir vivre à nouveau, enfin. Et c'est un beau début.

— Avez-vous des conseils pratiques à me donner pour les jours à venir ?

— Aucun. Je viens de vous le dire. »

# 64

Et puis est arrivé le jour où j'ai commis l'erreur de la décennie en voulant bien faire. Le cauchemar a commencé par un simple coup de téléphone à Justine. Je lui ai demandé de me rendre le service suivant : faire le ménage dans mon bureau, effacer toute trace de cocaïne, jeter la moindre paille ou le dernier fond de sachet afin de ne pas être tenté.

Jusqu'ici tout s'est bien passé. Ce que je ne pouvais pas prévoir, c'est que la fille aînée de ma femme extra allait trop bien faire son job et qu'elle allait choisir d'inspecter les moindres recoins de la pièce. Y compris l'ensemble de tous mes tiroirs. Y compris une minuscule alcôve, où derrière trois livres épais, se trouvaient cachés mes premiers carnets noirs. À savoir les pires de tous, ceux concernant ma rencontre avec Aurore et l'analyse de sang que j'avais fait quelque peu trafiquer.

Justine est allée dans sa chambre, s'est enfermée à double tour et a commencé la surprenante lecture. Au fur et à mesure des pages, elle a découvert cette déroutante vérité. À savoir que sans ma perversité quelque peu surprenante pour M. Tout-le-Monde, ses parents seraient toujours ensemble, que son père n'aurait jamais vécu une telle humiliation et surtout qu'il serait toujours présent pour elle et à la maison tous les soirs.

La jeune fille a mis les carnets dans son sac à dos. Elle a envoyé un sms à son géniteur pour déjeuner avec lui le jour même. Elle avait décidé de prendre les choses en main. De faire bouger les lignes. Et de lâcher très bientôt une bombe thermonucléaire sur la tête de sa chère maman.

# 65

Justine attend son père dans une brasserie en face de son lycée. Ce dernier arrive en retard. Il lui annonce qu'il a très peu de temps et qu'ils doivent commander vite. Il semble pressé. Il donne l'impression peu agréable de vouloir être ailleurs.

Justine n'a pas faim du tout. De sa main droite, elle chope le menton du professeur d'espagnol pour qu'il cesse de regarder le menu et qu'il la contemple bien en face.

« Il faut que tu m'écoutes papa. C'est très important.

— Je suis tout à toi ma chérie.

— Imagine que ce qui vient de se passer ces derniers temps n'est qu'une immense mascarade, que dans quelques jours tu vas retrouver maman, revivre à la maison et que tout sera comme avant.

— Plutôt crever.

— …

— Je n'ai aucune envie de retrouver ta mère, Justine. Tout me dégoûte chez elle à présent. Son arrivisme, sa passion pour le pouvoir, sa volonté de dominer n'importe qui à n'importe quel prix. Ce divorce a été la plus belle chose qui pouvait m'arriver. Il m'a ouvert les yeux sur vingt ans d'erreurs. La seule chose que je regrette, c'est de ne pas avoir réalisé bien avant à quel point je n'aimais pas cette femme.

— Tu n'as pas le droit de dire ça.

— Attends, ma fille. Ce n'est que le début. Parce que tel que tu me vois, je suis heureux comme jamais.

— …

— J'ai fait la rencontre d'une professeure lors d'un échange scolaire il y a quelques mois. Elle s'appelle Victoria. Elle vit en Andalousie. Elle a deux enfants en bas âge de cinq et deux ans. Je pars m'installer chez elle début septembre.

— Définitivement ?

— Oui.

— Et moi ? Et nous dans tout ça ?

— Tu es grande à présent. On trouvera toujours le temps de se retrouver, pendant les vacances.

— Mais je pourrai quand même venir te rendre visite là-bas.

— On verra. Ça risque d'être difficile dans l'immédiat. Victoria est quelqu'un de très sauvage. C'est une véritable louve avec ses gosses. Elle ne supporte pas la moindre présence étrangère chez elle. Ça la rend dingue.

— Une présence étrangère ! Tu parles de ta putain de fille !

— Je sais ma Justine. Laisse-moi juste le temps de l'amadouer. Je commence une toute nouvelle vie. Et cette femme me comble de bonheur. Contrairement à ta mère, elle ne cherche jamais à me rabaisser mais toujours à me mettre en valeur et porte un intérêt véritable à tout ce que je fais. Tu devrais être heureuse de me voir planer à ce point, non ? Pour le reste, rien n'est définitif. Je pourrais toujours te trouver une chambre à louer chez l'habitant près de chez nous ou un lit dans une auberge de jeunesse.

— Un lit dans une auberge de jeunesse. Regarde-moi, papa. Un lit dans une auberge de jeunesse. Est-ce que j'ai une tronche à dormir dans une piaule de dix avec des jeunes circassiens qui ont des rats comme animaux de compagnie ?

— Ne monte pas sur tes grands chevaux. C'est une façon de parler. Je ne suis pas comme ta mère, Justine. Je ne roule pas sur l'or. Tu peux comprendre ça ?

— J'ai tout compris mon cher père. Et moi qui avais toutes les cartes en main pour que tu récupères ta vie d'avant.

— Mais de quelles cartes tu parles à la fin ?

— Laisse tomber. Ce sont des cartes devenues trop belles pour toi. »

# 66

Un matin, Joseph me demande si je veux en apprendre davantage sur le cosmos. Vaste programme, j'ai pensé. Mon camarade possède, paraît-il, des informations nouvelles et totalement fiables sur le sujet. Comme je préfère tout, je dis bien absolument tout, que rester dans ma chambre face aux retraités de France 2 qui tueraient père et mère pour vendre un bilboquet dans « Affaire conclue », je décide de l'écouter. Il ouvre ses grands yeux :

« Tu vois mon vieux, la cosmologie, c'est la façon de considérer comment l'univers fonctionne. Actuellement, dans la cosmologie moderne, on pense qu'il y a plusieurs univers qui ont explosé selon un principe entropique fort.

— Entropique ?

— Ouais. Mais ce n'est pas tout. Aujourd'hui, de nombreux scientifiques affirment qu'au moment du big-bang, il y a eu une espèce de rayonnement et que nous ne sommes qu'une seule branche parmi tous ces milliards de rayons parallèles.

— Oh putain.

— Comme tu dis. La vérité, mais tout le monde nous la cache, et surtout les politiques et les espions, c'est qu'il existe plein d'autres univers présents et avec lesquels nous pouvons communiquer. Et j'irai même plus loin, avec lesquels certains spécialistes de la NASA dialoguent déjà.

— Comme dans *La 4e dimension* ?

— Mais c'est pour rassurer les enfants, ça, *La 4e dimension*. Il en existe des plus sévères et terrifiantes, de dimensions. Par exemple, il y a quelques années, un objet interstellaire étrange s'est écrasé sur notre planète en Russie. En Russie, comme par hasard. Il ressemblait à un long sous-marin. Or cet objet ne peut pas exister dans notre conception du cosmos. C'est mathématiquement impossible. Il provient donc directement – et je dis bien directement – d'un des multiples univers parallèles qui nous entourent.

— Ça file le vertige tout ça.

— On est minuscules, Martin. Vraiment minuscules. C'est pour ça que vues du cosmos, nos deux petites vies à Brie-Comte-Robert sur un banc ne valent pas grand-chose.

— Pas besoin de voir ça du cosmos, Joseph. Même vues de l'immeuble d'en face, nos deux petites vies sur ce banc, elles ne valent pas grand-chose. »

# 67

Justine arrive dans le loft. Elle est bien décidée à ce que ses propos puissent faire en sorte que sa chère maman entreprenne un hara-kiri dans les minutes suivantes. Elle est chauffée à bloc. Armée de ses carnets noirs destructeurs. Fin prête à la mettre au supplice. Histoire de bien la faire souffrir pour l'ensemble de son œuvre. Aurore est dans le salon. C'est Justine qui attaque la première :

« J'ai quelque chose à t'annoncer, ma très chère mère.

— Moi aussi.

— Moi c'est très important.

— Tout pareil. Tu me laisses commencer ?

— Je t'écoute mais sache que, quoi que tu dises, de mon côté, tu vas prendre cher.

— On verra ça plus tard. Tu sais que j'avais émis un non ferme et définitif pour tes vacances avec ton amoureux.

— Je sais. Patience maman. L'addition arrive.

— Il se trouve que j'en ai parlé avec Martin hier. Il est convaincu que si je t'offre ma confiance, tu sauras en être digne. Il est aussi certain qu'à l'inverse, si je persiste à vouloir te mettre sous cloche, tu vas tout faire exploser, être incontrôlable et même devenir un danger pour toi-même. Si cela arrive, je risque de te perdre au sens propre comme au sens figuré. Et je refuse qu'il t'arrive un pépin car, même si je ne te le dis que très rarement, je t'aime trop pour pouvoir imaginer qu'il puisse un jour t'arriver quoi que ce soit. Voilà. Je me refuse à l'éventualité d'un tel drame.

— …

— Tout ça pour te dire que tu as mon accord pour la Croatie. Un accord total, absolu et sans la moindre négociation de ma part.

— …

— Avec l'argent de poche que tu voudras.

— …

— Tu n'as pas à me remercier, je te répète que tout vient de Martin.

— …

— Tu peux y aller Justine. À ton tour ma belle. Tu m'as dit que j'allais déguster. Alors vas-y. Balance. Rassure-toi, rien que tu puisses me dire ne changera ma décision pour tes vacances.

— C'est au sujet de Martin justement.

— Il lui est arrivé quelque chose? La clinique a appelé?

— Non. Mais je suis passé dans son bureau pour prendre quelques feuilles vierges et…

— Et quoi Justine!!!

— Et je suis tombé sur un texte que je n'aurais pas dû trouver.

— Il disait quoi ce texte? Donne-le moi!

— Je l'ai déchiré.

— Mais pourquoi? Accouche Justine ou je t'arrache les yeux! Tâche de faire un effort de mémoire! Je veux savoir tout ce qu'il racontait!

— Il disait qu'il t'aimait tellement qu'il avait la sensation d'être tombé amoureux pour la première fois à cinquante ans. Il disait que, malgré son extrême fatigue, il était en train de vivre les mois les plus merveilleux de toute son existence. Mais il avouait aussi qu'il avait été capable de toutes les bassesses et des coups les plus sordides pour te posséder. Il écrivait aussi que, jour après jour, il sentait son corps se délabrer de partout. Qu'il était dans un voyage sans issue et que le mieux serait d'en finir au plus vite. Il a terminé son texte en écrivant le mot « suicide » en lettres majuscules.

— Martin a sans doute écrit cette lettre très peu de jours avant son accident. Il était au bout du rouleau. Il va mieux. Il se retape. On doit lui laisser du temps. On doit tous prendre soin de lui.

— Cette histoire d'un coup sordide pour te séduire, ça ne t'intrigue pas ?

— Pas du tout. Entre adultes, il y a toujours un petit jeu de perversité, tu peux me croire. C'est même un piment indispensable dont je raffole.

— Alors, si tu en raffoles.

— Tu es certaine que tu me dis tout ?

— Oui. Mais ce que j'ai découvert sur la santé de Martin, ça m'inquiète. Tu as déjà pensé à votre différence d'âge ? Tu te vois terminer tes jours avec un vieil impotent ?

— Chacun sa merde ma fille. Chacun sa merde. On navigue tous au jour le jour, nez au vent. Et tu peux me croire, toi comme moi, on fera tout pour arriver à bon port sans jamais pouvoir y parvenir. »

# 68

Cette nuit-là, je n'ai pas trouvé le sommeil. Peut-être qu'inconsciemment, j'avais deviné que je venais de passer à quelques centimètres de l'échafaud. Je suis allé dans la chambre de Joseph. Sur l'un de ses murs était épinglée une photo de sa famille dont il avait mutilé chacun des visages. Il se lança dans une drôle de tentative d'explication : « Tu vois Martin, comme disait Hobbes dans *Léviathan* : "Avoir peur, c'est se préparer à obéir". Eh bien moi, ma femme et mes gosses me faisaient tellement flipper que j'avais décidé d'appliquer à la lettre la devise du grand philosophe. J'ai relevé la tête. J'ai refusé de me soumettre. En ne frappant jamais personne, je te rassure. Mais on me disait bonjour, je répondais par un grognement animal. On me demandait de mettre la table alors que j'avais trimé toute la journée, j'envoyais valdinguer une assiette au plafond. Et si ma tendre et chère avait le malheur de me faire le moindre reproche, je ne répondais pas par des mots mais j'aboyais, je veux dire que j'aboyais vraiment : « wouaf, wouaf, wouaf », et je peux te jurer que j'aboyais si fort qu'on aurait dit un doberman sous amphétamines. Résultat, avant que je ne craque, toute la petite famille s'était mise à avoir les jetons et à filer doux. Tout commençait à aller mieux.

— Remarquable technique.

— Eh bah le toubib me dit l'inverse !

— Il n'y connaît rien. C'est un incapable.

— Au fait, tu sais que je suis sur un nouveau roman.

— Raconte !

— Non. Je n'ai pas envie de t'emmerder avec ça. Je préfère attendre que ce soit publié. Avec ton éditrice, là.

— Je veux tout savoir.

— Bon, je te fais juste le pitch.

— Banco.

— Un scientifique X découvre une pilule qui rend immortel. Il vole à son collègue Y la pilule qu'il vient d'inventer, à savoir une pilule qui accélère le temps. Le collègue X va donc avaler les deux pilules en une seule fois pour voir comment son corps va réagir et s'adapter en chemin. Tu imagines, ce dernier est immortel et le temps va s'accélérer. À la fin, le scientifique va tellement se modifier qu'il va finir vaporisé en poussière cosmique à fines particules cristallines.

— C'est beau. Mais tu devrais plutôt en faire une nouvelle, pas un roman. Ou encore mieux, un poème en prose.

— Un quoi ?

— Laisse tomber. »

# 69

J'étais dans le square de la clinique lorsque j'ai vu Justine arriver de loin. Je tentais de prendre le début d'un rayon de soleil. Elle marchait dans ma direction très lentement comme si elle se demandait encore quels mots elle allait bien pouvoir m'adresser en premier. J'ai compris que l'orage était noir et bien sur ma personne lorsque, en guise d'introduction, elle m'a seulement tendu mes carnets. Après un long moment, elle a juste murmuré avec gravité en prenant place à mes côtés :

« Personne ne sait pour l'instant.

— Je ne sais pas quoi dire. C'est impardonnable.

— Sans blague. On devrait t'enfermer pour de bon Martin. Ce n'est même pas immoral ce que tu as fait. C'est monstrueux.

— J'étais fou d'amour pour ta mère, Justine. Elle m'a rendu dingue dès que je l'ai vue. Je ne me suis pas maîtrisé.

— Il manquerait plus que tu aies fait ça de façon raisonnable. Même quand on est fou d'amour, on ne peut pas tout se permettre, merde. Pas de briser des foyers en tout cas.

— Justine, tu dois savoir une chose. En amour comme à la guerre, tous les coups sont permis.

— …

— Sauf qu'à la guerre, non.

— Et Constance, et moi, on avait des parents, un équilibre, une maison, des week-ends en famille, tu y as pensé ? Non, tu t'es comporté en putain d'égoïste. Tu ferais mieux de rester jusqu'à la fin de ta vie entre ces murs dans cet asile de malades. C'est tout à fait ta place ici.

— Tu vas en faire quoi ?

— De tes carnets ?

— Oui.

— J'ai photocopié les pages une par une. J'ai tout scanné et mis l'ensemble sur une clé USB. Tu es à ma merci Martin Faubert. Je te tiens. Juste au cas où.

— Au cas où quoi ?

— Si un jour, tu peux m'être utile. Si j'ai besoin de toi. Besoin d'argent, de coke, d'une ordonnance. Si une nuit, je veux que tu transportes un cadavre pour ma pomme parce que je viens de trucider une rivale. Tu m'appartiens à présent. Tu peux être mon chauffeur autant que mon distributeur de cash. Je te tiens à l'intérieur de ma main mon petit vieux. Je peux faire de toi une mouche et arracher tes minuscules pattes les unes après les autres. Je peux faire de ta minable personne tout ce dont j'ai envie. Je peux te briser les ailes. Te réduire en cendres. T'écraser avec un seul pouce.

— Je vois que tu nourris plein de beaux projets à mon égard.

— Il y a un truc qui m'échappe pourtant.

— …

— Lorsque ma mère est venue te rendre visite et que tu as réussi à la convaincre de me laisser partir en Croatie, tu ne m'avais pas encore demandé de faire le vide dans ton bureau.

— Non. Je t'ai téléphoné le lendemain.

— Donc, tu ne pouvais pas te douter que j'allais tomber sur tes carnets.

— Non. J'ai été vraiment très con de te demander un truc pareil. Je dois bien l'avouer. Une erreur de débutant.

— Alors pourquoi tu m'as aidée quand même ? Pourquoi tu as fait ça alors que je passe mon temps à te pourrir depuis le début ? Pourquoi tu as fait ton maximum pour convaincre ma mère qu'elle devait revenir sur sa décision, chose qu'elle ne fait jamais, et pourquoi tout faire afin qu'elle accepte ce voyage ?

— Parce que je pense sincèrement que tu mérites qu'elle te fasse confiance et que tu seras à la hauteur de cette liberté qu'elle va t'offrir. Et puis…

— Et puis quoi ?

— Et puis je t'aime bien.

— Ce n'est vraiment pas le moment Martin.

— Si justement. Tu me rappelles quelqu'un au même âge.

— …

— Moi.

— Sans blague.

— J'étais comme ça à l'époque. Un peu paumé. À toujours envoyer chier la terre entière. Je crevais d'envie d'être à la fin du printemps pour boire des verres dans des fêtes jusqu'aux morsures de l'aube et rencontrer mon amoureuse pour l'emmener au bord de la mer les soirs où elle aurait trop peur de mourir.

— Et tu es devenu médecin.

— Et voilà. Ce qui ne m'empêche pas d'avoir toujours, dans un coin de ma tête, un petit morceau de mes seize ans qui se demande ce qu'il est devenu et qui me donne envie de te serrer dans mes bras à chaque fois que je te croise ou que je pense à toi.

— Du calme. N'oublie pas que je suis censée te détester jusqu'à la fin de mes jours.

— Je n'oublie rien.

— Mais j'ai un faible pour le fantôme de tes seize ans. Il m'écoute, là ?

— Bien sûr.

— Alors embrasse-le de ma part et dis-lui…

— Quoi ?

— Rien. C'est débile. Mais bon. Remarque. Au stade où j'en suis. Dis-lui que je l'aime bien. Mais surtout, dis-lui aussi qu'il a franchement mal tourné. »

# 70

C'était mon deuxième jour de reprise. J'étais en face d'une toute jeune maman encore bien grosse qui m'évoquait avec moult détails ses problèmes d'hémorroïdes post-accouchement lorsque mon portable m'a indiqué un nouveau sms. Il provenait de Justine : « Urgent. 122 boulevard de la Chapelle. 2e étage. Porte gauche. »

J'ai sauté dans un taxi en direction du nord du 18e arrondissement. L'immeuble faisait peur à voir. À l'entrée, deux types m'ont demandé ce que je foutais là. J'ai décidé de jouer le tout pour le tout. Je leur ai dit que je devais seulement passer deux minutes au deuxième étage, que c'était pour ma consommation personnelle et que je n'étais pas flic mais juste un peu trop vieux. Ils m'ont laissé passer en se marrant.

J'ai frappé. Un gamin de moins de vingt piges m'a ouvert, a claqué la porte et a coincé le canon d'un flingue en acier sur ma tempe. Il m'a ordonné de le suivre. Ce que j'ai fait de bon cœur. Nous avons pénétré dans une chambre où j'ai découvert une Justine à demi nue et visiblement complètement défoncée. Le môme a articulé froidement : « Cette pute me doit huit cents euros de coke. Elle est tellement HS à la kétamine qu'elle n'est même pas foutue de me sucer pour me rembourser un minimum. T'as cinq minutes pour me trouver la thune ou je la fume. »

J'ai couru au distributeur le plus proche. J'ai retiré l'argent. Je suis remonté, en nage pour rejoindre le dealer. Je me suis retrouvé à nouveau avec le flingue sur un coin de ma tête. Il a fait : « Pour le fric, c'est bon. Mais elle doit toujours me sucer. On va dire que c'est le supplément. »

Je lui ai fait remarquer qu'elle n'était pas en état de faire quoi que ce soit et qu'elle risquait même de gerber sur sa queue. En face de nous, Justine riait bêtement dans un vague coma qui la rendait aussi laide que méconnaissable.

Et puis, je me suis souvenu de la call-girl offerte à mon laborantin Benoit Gendarme pour le remercier d'avoir mis positifs Aurore et son mari à la syphilis. « J'ai une fille géniale pour toi, j'ai balancé, une bombe, de la très haute classe, elle va te faire la totale, pas comme cette épave sur ton pieu et en plus, c'est moi qui régale. » Le gamin a accepté que je sorte mon téléphone et que j'appelle la femme en question. En revanche, il a refusé que nous partions avant que cette dernière n'arrive. J'en ai profité pour déshabiller Justine et lui faire prendre une douche glacée. Elle avait encore un petit corps frêle, trop vite grandi et bouleversant. Je l'ai bien frictionnée partout. Je lui ai fait boire beaucoup d'eau et un café très fort. La prostituée de luxe est arrivée. Avec une moue dubitative, elle a décrété qu'elle refusait de faire quoi que ce soit à l'intérieur de ce bouge. Je lui ai annoncé sur-le-champ que je prenais en charge la chambre du palace de son choix. Elle a enfin décidé de sourire un peu et a pris la main de l'abject morpion en lui murmurant : « En route beau gosse. »

# 71

Il m'était impossible de ramener Justine à la maison dans cet état et encore moins dans mon cabinet. Nous nous sommes arrêtés à l'Ibis de la place de Clichy. J'ai loué une petite piaule. Je me suis assis sur un minuscule fauteuil et je l'ai regardée dormir longtemps. Elle paraissait bien gentille comme ça, bien ordinaire, une adolescente presque comme toutes les autres. À son réveil, elle avait retrouvé la plus grande partie de sa lucidité. J'ai dû lui expliquer par quelles circonstances nous nous étions retrouvés ici. Elle a réalisé qu'elle était nue dans son lit. Je l'ai vite rassurée, lui expliquant que ses fringues empestaient tellement le vomi et l'alcool, qu'il m'avait fallu les nettoyer un peu dans la salle de bains et les faire sécher.

« Alors, tu m'as revue à poil, vieux Guy Marchand !

— Si c'est ta façon à toi de me remercier de t'avoir sauvé la vie. Oui, on peut dire que je t'ai vue à poil. »

Justine est vite retombée dans un profond sommeil. Comme elle avait chaud, elle s'était allongée sur les draps et la couverture. J'ai eu le privilège de pouvoir admirer son corps splendide et par surcroît neuf de tout. J'ai appelé Aurore pour lui dire ne pas s'inquiéter, que j'emmenais sa fille aînée ce soir au cinéma et qu'ensuite nous allions dîner tous les deux afin de poursuivre notre relation sur de meilleures bases. Un peu plus tard, dans la soirée, Justine s'est mise à bouger dans tous les sens et à beugler des trucs incompréhensibles. J'ai préféré la réveiller. Encore entre deux mondes, elle a juste murmuré comme pour elle-même : « Tu sais Martin, je ne vais pas te mettre cette épée de Damoclès au-dessus de la tête toute ta vie. Je ne suis pas féroce à ce point. Et puis je t'aime bien. Non. Je vais tout faire en une seule prise. Soit tu vas mourir, soit je te laisserai la vie sauve à jamais. » Et juste après ces quelques mots, la jeune femme s'est rendormie pour de bon.

# 72

Le cabinet d'un médecin généraliste n'est pas seulement qu'un immense bureau des plaintes. C'est aussi un endroit qui reçoit tous les malheurs du monde. Parfois, je m'en passerais volontiers. Il y a une semaine, Valérie Poitier avait pris rendez-vous parce qu'elle se sentait extrêmement faible. Je l'avais auscultée avec le plus grand soin. Et ce que j'avais découvert ne m'avait pas plu du tout. Pour commencer je l'avais trouvée d'une pâleur extrême et vite prise d'essoufflement lorsqu'elle s'exprimait. J'avais aussi découvert de légers hématomes sur l'ensemble de son corps et des ganglions très enflés. Cela ressemblait à s'y méprendre à tous les symptômes avant-coureurs d'une méchante leucémie.



J'ai fait part de ma crainte à un spécialiste et l'ai dirigée vers un centre d'hématologie spécialisé dans la détection de la leucémie grâce à un myélogramme. Trois jours plus tard, on me confirmait le résultat redouté. Le lendemain, je recevais de nouveau Valérie avec son compagnon cette fois-ci. Un prénommé Jean-Pierre. Un homme au physique imposant mais au visage au bord des larmes. Tous les deux se tenaient la main. Aucune particule du moindre début d'un malentendu ne semblait pouvoir s'infiltrer entre ces deux-là. On les voyait déjà prêts à mener cette terrible bataille. Je les savais parents d'un petit garçon âgé d'à peine quatre ans.

J'ai commencé puisqu'il fallait bien dire le mot :

« C'est une leucémie.

— Comment ça se soigne ? a tout de suite demandé Jean-Pierre, fin prêt à en découdre.

— Ça se soigne fort bien de nos jours. Surtout lorsqu'on est jeune comme vous. Surtout quand c'est pris tôt comme c'est votre cas.

— Concrètement, il faut faire quoi ? a poursuivi le père de famille visiblement un peu sur les nerfs.

— Vous allez recevoir plusieurs traitements madame. D'abord, la fameuse chimiothérapie dont vous avez déjà bien sûr entendu parler. Elle est vieille comme le monde mais ne cesse de s'améliorer. Pour faire vite, c'est un traitement qui circule dans tout l'organisme et vise à détruire les cellules cancéreuses afin de ramener la production des cellules sanguines à la normale. Ensuite, place à la radiothérapie. On utilise des rayons ou des particules de haute énergie pour détruire les mauvaises cellules afin de prévenir la propagation de la maladie au système nerveux central. Mais ce n'est pas tout. La médecine a fait d'immenses progrès en ce qui concerne la leucémie. Vous allez aussi recevoir une injection de cellules souches qui peut vous permettre de reformer votre moelle osseuse. Ces cellules vont provenir d'un donneur ou de vous-même. Et il y a aussi la possibilité d'une greffe bien sûr. Mais nous n'aurons pas à en arriver là. Vous devez me croire. »

Jean-Pierre avait les yeux secs à présent. Il était passé en mode combat. La guerre venait d'être déclarée. Il avait une longue bagarre à mener pour sauver sa femme. La plus gigantesque baston de toute son existence. Et je voyais bien qu'il n'était pas le genre de type à flancher dans les moments difficiles.



Valérie, elle, s'est levée et s'est écroulée en larmes contre ma porte. Son homme s'est précipité pour la prendre dans ses bras. En les voyant comme ça, j'ai compris ce que signifiait au sens propre, noble et vital du terme l'expression : faire corps avec quelqu'un.

# 73

Le mariage avec Aurore s'est déroulé deux ans plus tard dans les Alpes-de-Haute-Provence. Nous avons scellé notre union à l'intérieur d'une petite chapelle. J'avais choisi Chloé et ce jaguar ténébreux de Nicolas Royant pour témoins en faisant croire à ma nouvelle femme que, depuis mon accident, mon « neurologue » était devenu le meilleur de mes amis. Lorsqu'Aurore a pénétré dans la petite église avec son incroyable robe blanche, son visage était celui d'une sainte, d'une madone, de la Vierge Marie en personne. J'ai pensé à tout ce chemin parcouru pour en arriver là. Une fois encore, je découvrais une nouvelle facette de ma compagne. Celle qui dirigeait son entreprise d'une poigne de fer était capable d'afficher l'espace de quelques minutes les traits de la plus tendre des innocences. Devant le prêtre, une fois à mes côtés, elle osa enfin me regarder. Elle eut un bref sourire que je lui retournai tendrement. Ses lèvres tremblantes émirent un : « oui » au moment fatidique à peine audible. Je compris à cet instant que c'était pour de simples détails comme ce souffle murmuré, aussi imperceptible, qu'on aimait certaines personnes à ce point.

Nous avons poursuivi les noces par un banquet en pleine nature dans un champ de lavande et de vigne. Les gens riaient en buvant et les enfants faisaient des roulades dans l'herbe sèche. Royant m'a offert, en guise de cadeau de mariage, un peu d'ecstasy, une molécule censée dérégler les sens. J'ai dilué avec discrétion une bonne partie de cette poudre dans deux coupes de champagne et j'ai proposé à Aurore de trinquer cul sec à notre nouvelle vie. À en croire mon jeune cabri extravagant, avec ce simple geste, la nuit de noces allait s'annoncer phénoménale. Mon âme sœur venait donc de prendre une substance illicite sans même s'en apercevoir.

Un véritable shoot de désir charnel et de folie des corps que l'on rêve de consumer. Le résultat chez elle fut aussi rapide et spectaculaire. Peu de temps après, mon amante me tira par la main pour m'emmener à l'écart du groupe. Elle me coinça contre un grand chêne centenaire. Nous nous embrassâmes à pleine bouche. Jamais ses baisers n'avaient été aussi carnassiers. J'ai léché ses seins épanouis et elle en a gémi de plaisir. Elle a retroussé sa robe et a enfoncé mes doigts à l'intérieur de sa culotte. J'ai alors découvert un sexe totalement détrempé. Elle s'est retournée contre l'arbre, s'est cambrée, m'a offert ses fesses majestueuses et m'a ordonné de la prendre avec sauvagerie. Je l'ai baisée en la caressant en même temps, ce qui l'a fait venir très vite dans un rugissement presque animal. En tentant de reprendre forme humaine, elle m'a soufflé : « Merde alors, je ne sais pas si c'est l'émotion du mariage mais je n'ai jamais ressenti ça de toute ma vie. »

Le dîner a eu lieu dans un superbe mas provençal. L'ensemble des convives semblaient heureux d'être ici. Après l'incontournable pièce montée, alors que la fête battait son plein, je me suis levé pour faire un rapide discours qui se terminait par la phrase suivante : « Pour conclure, je savais que la médecine pouvait parfois sauver des vies. Mais j'ignorais qu'elle était capable de donner la vie à la plus belle des histoires d'amour de tous les temps. » Juste après, Aurore a aussi improvisé quelques mots fort touchants.

Et puis, sans rien dire, Justine s'est mise debout sur une table. Elle tenait un papier de couleur différente dans chaque main. En haussant la voix, elle a demandé le silence. Puis, elle a pris la parole en ne s'adressant qu'à mon unique personne :

« Cher beau-papa, j'ai préparé deux discours pour ce splendide mariage. Dans l'un, c'est le bonheur qui continue. Dans l'autre, c'est le cauchemar qui commence. Tu as une chance sur deux. C'est déjà beaucoup étant donné les circonstances. À toi de choisir. »

Tout le monde s'est mis à rire de cette bonne blague. Tout le monde. Y compris Aurore. Y compris Justine. Absolument tout le monde.

Tout le monde sauf moi.

# 74

Et puis la pièce est tombée du mauvais côté. Je n'ai pas attendu la fin du discours de ma belle-fille pour prendre la fuite et demander à Nicolas Royant de me conduire en voiture le plus loin possible. Il a roulé sans dire un mot jusqu'aux calanques marseillaises. Je me suis assis sur un rocher pour contempler la mer. Je n'arrivais pas à penser à autre chose qu'à cette publicité des années quatre-vingt pour le cigare Hamlet. On y voyait un homme très élégant assis dans le fauteuil de son salon et l'ensemble de sa maison s'effondrait sur lui. Les murs, les armoires et même le plafond s'écroulaient avec fracas. Lui restait stoïque. Il avait même un sourire discret aux coins des lèvres. Pendant les dernières secondes du spot, alors que la demeure n'était plus qu'une véritable ruine, que son costume était plein de poussière, il sortait un cigare de sa veste et l'allumait tranquillement. Voilà. Les vies sont ainsi faites, elles tiennent le coup des décennies entières puis dégringolent comme un château de cartes par la grâce du souffle d'une adolescente rancunière.

Nicolas m'a offert une cigarette. Je l'ai fumée en refusant de penser aux semaines à venir. Elles ne me disaient rien qui vaille. J'ai préféré demander à mon camarade des beaux comme des mauvais jours si le ciel était toujours aussi bleu aux côtés d'Hortense :

« Plus que ça, Martin. J'ai même appris à aimer le matin à ses côtés. Chaque jour, lorsque je me réveille et que je réalise que je suis au bon endroit avec la seule personne au monde qui vaille la peine à mes yeux, une joie immense s'empare de moi. J'ai passé vingt ans à être en dépression parce que je pensais que le mal de vivre était la chose la mieux partagée sur Terre. En aucun cas, je n'imaginais être une anomalie. Alors je fuyais par tous les moyens possibles. Et puis elle a débarqué. Cette fille est tellement douée pour la vie. Avec elle, l'existence est une fête qu'il serait impardonnable d'ignorer. Du coup, j'ai plongé la tête la première dans son bonheur et Dieu comme elle est délicieuse, cette gaieté.

— J'aurai au moins effectué une bonne prescription dans toute ma sale carrière.

— Vous avez même sacrément assuré ce jour-là, Doc.

— Le flair mon jeune ami. Le flair, voilà tout. »

# 75

Combien d'existences détruites par ma faute ? Je me faisais l'effet d'un chauffard coupable de nombreuses victimes de la route à cause de son taux d'ivresse amoureuse considérable dans l'organisme. J'avais carbonisé la vie d'Ariane et celle de mes deux enfants. J'avais fait exploser le foyer de la famille Rosier. À quel titre au bout du compte ? Un malheureux coup de foudre adolescent arrivé sur le tard. Rien de neuf sous le soleil.

Au comptoir d'un bar PMU, je commence tout juste à prendre conscience du carnage. Me voilà assis sur un tas de cendres encore brûlantes. On devrait délivrer des permis d'aimer comme certains ports d'armes. Demeure l'immense impression de soulagement qui m'a envahi pour ne plus me quitter depuis le discours punitif de Justine. Il n'y a rien de pire pour un menteur que de ne pas se faire démasquer. Le jour où cela arrive, il peut enfin recommencer à ne plus avoir peur de tout. Et tenter d'entamer un nouveau destin tant bien que mal. Une petite vie, certes. Une existence au rabais, minable, dans laquelle on sera méprisé du plus grand nombre mais au moins, le soir venu, on s'endort plus facilement. On ne va pas se réveiller en pleine nuit en se disant : « Demain, c'est sûr, ils vont tout découvrir. »

Ça y est. Ils savent enfin. On a le droit, à nouveau, de respirer aussi bien qu'un autre.

# 76

La plainte est venue de Patrick Rosier. Ma radiation de l'Ordre des médecins est arrivée après une poignée de semaines. J'ai reçu un blâme pour une insuffisance à la déontologie et une interdiction d'exercer pendant trois ans. J'ai pris mon téléphone portable et j'ai passé une matinée dans une brasserie à contacter mes potes de toujours afin de trouver un hébergement et un peu de liquidités. Au bout de quelques heures, j'ai réalisé que j'avais énormément de connaissances mais pas le moindre ami.

Certes, j'avais un peu d'argent de côté. Quinze mille euros tout au plus. Ce n'était pas asscz. Assez rapidement, j'ai fait la démarche de m'inscrire au RSA. Les six cents euros de cette aide me permirent de louer un minuscule studio à Rungis. J'ai pu découvrir la joie des pâtes midi et soir, du Lidl et du Cora. Je n'avais plus aucun contact avec Chloé ni avec personne d'autre d'ailleurs.

C'est fou à quel point votre téléphone portable ne sonne plus, d'un jour à l'autre. Au début, il nous arrive même de vérifier s'il marche toujours. On irait presque jusqu'à le soupçonner d'être en panne. En fait, non, il carbure à la perfection mais c'est la vitesse à laquelle les autres vous tournent le dos qui fonctionne encore mieux.

Seul Nicolas continuait à prendre régulièrement de mes nouvelles. Un soir, il m'invita à savourer une bouteille de chasse spleen et des cuisses de grenouilles dans un petit restaurant de quartier tenu par Mme Françoise, une femme imposante tant par sa voix que par sa corpulence. Il m'annonça qu'il avait quitté le journalisme pour l'édition. D'ailleurs, c'était l'objet de notre rencontre :



« Martin, vous passez vos journées sur votre lit à regarder le plafond. Vous allez faire ça pendant trois ans ? J'ai lu vos carnets. J'ai eu ce privilège. Reprenez-les. Au travail, Doc. Ça peut faire un sacré bouquin. Vous avez un début d'histoire d'amour machiavélique et une fin terrible. On mettra un pseudo et on changera les noms pour éviter tout souci juridique.

— Je suis tout sauf un écrivain.

— Je vous aiderai.

— J'ai juste perdu la femme de ma vie.

— Quelqu'un disait qu'un chagrin d'amour, ça faisait d'un apprenti coiffeur un émule de Socrate.

— Socrate…

— Martin, je ne vous demande pas de faire l'éloge moral de la justice, du courage, de la tempérance, de la piété, et de la sagesse mais juste de raconter une histoire d'amour qui se termine mal. Les histoires d'amour qui se terminent mal sont les plus belles car ce sont celles qui ressemblent le plus à la vie.

— D'accord. Mais comment je fais pour écrire ? Par quoi je commence ?

— Écrivez lorsque ça devient gênant. Écrivez et à partir du moment où vous vous dites : ah, non, il ne faut surtout pas que je raconte ça, c'est trop intime, alors seulement, vous commencez. Et ce sera votre première phrase. »

# 77

Toutes les semaines, j'envoyais un nouveau chapitre à Nicolas Royant. Et je le retrouvais à son domicile le lundi matin afin de retravailler mes jeux d'épreuves. Il n'avait plus rien du jeune enfant paumé que j'avais côtoyé les premiers temps. Il était devenu lucide, exigeant et parfois même un peu autoritaire. Histoire de changer un peu d'ambiance, je lui posai la question suivante :

« Au fait, elle fait quoi, Hortense, dans la vie ?

— Elle est coordonnatrice d'intimité.

— C'est-à-dire.

— Elle veille au bien-être des acteurs et des actrices qui doivent tourner des scènes d'amour et de sexe. Car ce sont des scènes éprouvantes à faire. Elles doivent donc être précédées d'une longue préparation physique, psychologique et émotionnelle. Les coordonnatrices d'intimité assurent également le respect des jeunes femmes filmées.

— Mais concrètement, ça se passe comment ?

— Concrètement, Hortense veille à ce qu'aucun acteur n'effleure jamais les parties génitales de son actrice.

— Même celui qui doit faire l'amour avec l'actrice ?

— Exact. Surtout lui, en fait.

— C'est du sexe sans le sexe, quoi.

— …

— De l'amour avec des effets spéciaux sur fond vert.

— Martin.

— Quoi.

— Vous me fatiguez, parfois. »

# 78

À chaque fin de journée, c'était la même histoire, l'identique face-à-face. Je tournais autour de mon ordinateur en lui jetant un œil mauvais. Je me faisais un café. Je déposais ma tasse à sa gauche et j'allumais la bête noire. Nouveau chapitre et nouvelle page blanche. Il s'agit de bien respirer par le ventre, de ne pas s'affoler tout de suite, c'est comme une partie d'échecs, un duel au soleil. Au départ, juste quelques mots. Puis deux ou trois phrases. Enfin, sans même s'en apercevoir, on a terminé notre premier paragraphe.



Ça se fête. Deuxième café. On y retourne. Le combat n'est pas fini. C'est une lutte à mort. Il n'y aura qu'un seul survivant. Souvent, c'est là que ça coince un peu. Aucune césarienne n'est possible. La naissance doit avoir lieu naturellement et sans produit chimique. Mais pas à n'importe quel prix pour autant. Il faut que la page arrive sur Terre en bonne santé, qu'elle tienne la route pour des décennies et des décennies. On s'accroche. On a mal au dos. On refuse la péridurale.

Et puis, alors qu'on n'y croyait presque plus, tard dans la nuit, les doigts s'agitent sur le clavier. C'est merveilleux de les voir ainsi vivre leur propre vie. Ils s'amusent, ils virevoltent. Ils semblent savoir où aller exactement. On ne les arrête plus. Bien sûr, il va falloir se relire demain et siffler la fin de la récréation.

Mais c'est terminé pour cette nuit. On s'en est sorti vivant. Une fois de plus. On se jure de ne plus recommencer alors que déjà, on meurt d'envie d'être à demain soir.

# 79

Notre premier véritable clash avec Nicolas Royant eut lieu lorsqu'il a découvert le chapitre neuf de mon carnet noir :

« Écoute, mon cher lepéniste, il est impossible de conserver la scène où tu reçois un musulman et où tu prescris du Doliprane à sa femme parce qu'il est convaincu que son épouse a le devant du cerveau malade.

— Parce qu'elle va au cinéma.

— …

— Il est convaincu que sa femme possède le devant du cerveau malade parce qu'elle va au cinéma.

— Qu'importe. Elle est islamophobe, cette page. Tu stigmatises une religion en souffrance en écrivant ça. De la part d'un hétérosexuel, blanc, médecin, de cinquante piges, c'est inexcusable. C'est même un blasphème.

— Je vais finir par regretter l'époque où tu étais toxicomane.

— Je ne plaisante pas Martin. Tu veux quoi ? Que l'on t'assimile à tous les racistes de ce pays qui éructent du soir au matin sur cette brave communauté ?

— Bon, OK, je supprime la page.

— C'est mieux. Tu sais, pour certains militants de la France insoumise, même les talibans, on ne doit pas trop en dire du mal.

— …

— Pour eux, c'est une minorité avec une belle religion. Certes, ils ont encore quelques progrès à faire en matière d'égalité hommes-femmes mais ils ont surtout été victimes de l'abominable impérialisme américain. »

Un autre lundi, je me suis retrouvé avec un problème de censure identique et pourtant tout à fait différent sur mon chapitre cinquante-trois cette fois-ci :

« Martin, c'est quoi cette scène où tu te retrouves avec ta belle-fille, Justine, tout juste seize ans dans ton bureau ?

— Mais elle faisait plus de trois pages, au départ, cette séquence, parce que tu peux me croire, je suis loin d'avoir tout raconté.

— Je préfère ne rien savoir.

— Et puis c'est un rêve que je raconte. On a encore le droit de rêver.

— Non, on est en 2024, Martin. Tu crois qu'en 2024, Bertrand Blier pourrait trouver des financiers pour produire le film « Beau-père » avec Patrick Dewaere ?

— Avec Patrick Dewaere, ça me semble difficile.

— Écoute, si tu tiens à tout prix à te faire démonter la tête par Sandrine Rousseau en direct sur France 5 en présence d'Anne-Elisabeth Lemoine, c'est ton problème. »

# 80

Un an plus tard, après m'avoir fait recommencer à cinq reprises mon manuscrit, Royant me propose de prendre un verre au Francoeur, un bar élégant de la rue Caulaincourt. Ma jeune panthère tigrée me commande une coupe de champagne et un Vittel menthe pour lui. Monsieur vient d'arrêter l'alcool également. Je redoute la prochaine étape. La Badoit peut-être. Mauvaise pour la digestion parce qu'un peu trop de bulles à l'intérieur. Une fois les verres arrivés, nous trinquons et il m'annonce :

« Je sors du comité de lecture de ma maison d'édition, nous allons publier ton livre à la rentrée prochaine, Martin.

— Oh, merci Nicolas. Merci. Tu as donc fini par l'aimer, ce putain de bouquin, après tout ce temps.

— Non, il est enfin publiable, c'est tout.

— Ça me touche.

— C'est cadeau.

— Écoute, ma fouine intergalactique, je ne veux plus me cacher. Je ne veux plus de pseudo. Je veux que l'on mette mon nom véritable sur la couverture de ce livre. Je veux faire des photos de presse et le cas échéant, répondre à visage découvert aux interviews.

— Tu réalises les conséquences d'une telle démarche ? Tu brûles l'intégralité de tes vaisseaux en faisant ça. Tu tires un trait sur un éventuel retour professionnel et tu vas te mettre ce qu'il te reste de famille à dos pour le restant de tes jours.

— Exact.

— Tu as un plan B.

— L'écriture.

— Tu te fous de ma gueule ?

— …

— Tu as autant de chances de vivre de ta plume que de gagner à l'EuroMillions, Martin.

— Soit. Alors, entre l'écriture et l'EuroMillions, je vais choisir l'écriture, si cela ne dérange pas trop monsieur. »

# 81

Dès la sortie de *Dossier A.* de Martin Faubert, rien ne s'est passé comme prévu. Par une fuite judiciaire, *Le Canard enchaîné* titra en une de son journal que tout était vrai dans ce roman du « Machiavel de la médecine ». Dans l'émission de Jean-Marc Morandini, une mère de famille fit ce témoignage édifiant : « Un matin, le docteur Faubert en personne m'a conseillé de jeter mon bébé de trois mois par la fenêtre parce qu'il pleurait trop. » *Le Parisien* afficha en première page : « Rentrée littéraire, le généraliste par lequel le scandale arrive. » Sans que Martin soit invité, « La Grande Librairie » organisa même une soirée thématique avec des philosophes autour du thème suivant : « Est-ce que l'amour a tous les droits ? »

Bien sûr, les ventes de *Dossier A.* explosèrent. Tous les médias se battaient pour décrocher la première interview exclusive du « docteur fou d'amour. » Sur les conseils de Nicolas, Martin, non sans rechigner, accepta de tout refuser en bloc. Pourtant, il ne comprenait en rien l'attitude de son jeune ami. À présent, notre homme estimait n'avoir plus rien à cacher. Au contraire. Il voulait livrer à la presse sa propre version de l'histoire.

Un matin, il exigea de son camarade de toujours une franche explication :

« Martin, j'ai été journaliste pendant dix-sept ans. Je vais t'expliquer comment les choses vont se dérouler. Tu vas tomber sur un reporter tout à fait charmant et a priori fort lettré. Sur les deux heures d'entretien, il va se passionner pour ton style littéraire pendant plus d'une heure cinquante. Et puis, alors qu'il s'apprête à éteindre l'enregistreur de son téléphone portable, il va te dire : « Mince, j'ai oublié une question sur la cocaïne. C'est juste un détail, hein. Je ne vais pas faire mon papier là-dessus. Donc, vous en consommiez entre deux patients, pendant vos consultations. C'est tout sauf de la fiction, ça. Pas vrai ? » Et voilà ce qu'il va garder de son article. Uniquement ça. Que tu te gavais de coke quand tu étais censé soigner ton prochain.

— …

— Tu n'y es pas pour grand-chose. C'est l'époque qui veut ça. Aujourd'hui, si tu ne fais rien pour protéger ton image, quelqu'un d'autre va venir te définir à ta place. Laisse mon équipe s'occuper de ton personnage public. Elle est là pour réfléchir avec sérieux à l'apparence et l'impression que tu dois donner de toi sur les réseaux sociaux comme partout ailleurs.

— Bon. Comme tu voudras. Mais avoue qu'elle n'est pas très rock ta façon de fonctionner.

— C'est beaucoup trop tard pour être rock à l'heure actuelle, mon vieux pélican. Tu aurais d'abord dû commencer par mourir à vingt-sept ans, comme tout le monde. Et encore. »

## 82

Le nouveau conseiller en communication de celui qui était à présent le numéro un des ventes ne céda que sur une seule chose. Une signature dans une petite librairie prénommée L'Attrape-Cœurs où notre écrivain à présent fort prometteur avait ses vieilles habitudes lorsqu'il vivait en famille avec Ariane, Chloé et Antoine.

Ils arrivèrent en taxi. Martin était accompagné de Nicolas et de la directrice de la maison d'édition. Une foule dense était tassée de façon si incroyablement compacte devant la vitrine qu'ils passèrent par une porte dérobée.



Alors ce fut l'épreuve du feu pour ce jeune auteur de cinquante ans. Il signa, signa et n'arrêta pas de signer. Au début, il levait la tête pour échanger quelques mots avec le lecteur ou la lectrice et les remercier de s'être déplacés.

Mais très vite, le nez sur la page de garde de chacun de ses livres, il s'est contenté de demander un prénom et de faire une dédicace formatée. Le crépitement des flashs des téléphones mobiles devenait difficilement supportable.

On lui caressait la joue, lui passait une main dans les cheveux, on déposa même un baiser sur son front luisant. Martin restait stoïque, la tête penchée sur sa table. Après cent cinquante signatures du même acabit, il prononça, une fois de plus, de façon mécanique et sans même regarder la personne, l'éternelle question suivante :

« Bonsoir, c'est pour qui ? »

Il n'obtint aucune réponse. Alors, en levant les yeux, il découvrit le visage d'Aurore Rosier. Elle semblait sourire. Par le passé, il avait eu mille fois l'opportunité de découvrir la multitude de ses innombrables sourires. Mais celui-ci était encore différent de tous les autres. Sans flancher, il recommença :

« C'est pour qui ?

— Je crois que c'est vraiment pour moi. »

Composition :
L'atelier des glyphes

Nous imprimons nos ouvrages sur du papier issu
de forêts gérées durablement et avec des encres végétales.

Achevé d'imprimer en février 2024 par Corlet Imprimeur - 14110 Condé-en-Normandie
Dépôt légal : février 2024 - N° d'imprimeur : 24010741 - Imprimé en France